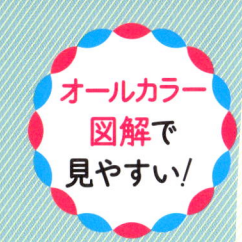
オールカラー図解で見やすい！

医療従事者のための

わかりやすい
公費負担の知識

監修 細谷邦夫

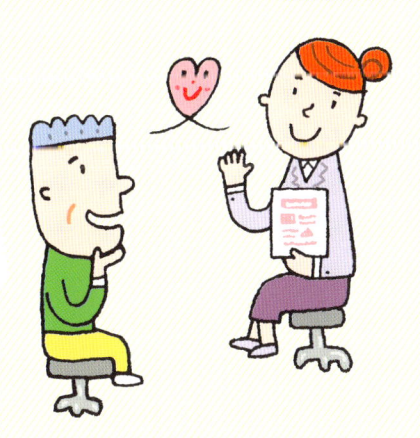

ナツメ社

はじめに

　医療事務の仕事は、レセプト請求からカルテ管理、受付業務、会計までと多岐にわたります。その仕事のなかで多くの人を悩ませるのが、「公費負担医療」の取り扱いでしょう。

　患者が来院し、いざ処理をしようとした際、どのように計算し、請求を出したらよいのか、戸惑ったという経験を持つ方もいらっしゃるのではないでしょうか。

　「生活保護受給者へ医療扶助」「結核医療費公費負担制度」「難病法による医療扶助」など、これらは全国共通の国の公費負担医療です。これに加えて「ひとり親助成」や「障害者助成」「乳幼児助成」といった地方自治体単位の医療費助成制度もあります。

　両制度は、「公費」とひとくくりにされますが、医療費の負担割合が制度ごとに異なり、公費負担医療制度は複雑なしくみになっています。しかも自治体の助成制度は、国の公費と併用することができるため、患者によっては更生医療の公費を受けながら、障害者助成を受けるという方もいます。こうなると、患者の負担額、国の公費と自治体の助成の給付額をそれぞれ割り出す必要があります。

　また、患者とのやり取りにおいても、医療事務担当者はそのひとつひとつの内容を把握し、公費を受けること

のメリットや申請の方法について、患者とその家族への説明、必要な手続きを覚える必要があります。

　本書は、そうした状況を踏まえ、医療事務現場の実務的なニーズに応えるべく編集された公費負担医療の解説書です。

　医療保険制度のおさらいから入り、負担医療と自治体の助成制度について絞って解説をしています。とくに現場で遭遇する機会の多い制度に重点をおき、診療現場で活用することを想定しました。

　複雑で難しい印象のある負担額の計算も、制度の優先順位さえしっかり覚えてしまえば容易に計算ができるようになります。本書では事例を挙げながら、計算の手順を解説していきますので、公費が併用される状況にも対応できるはずです。

　さらに本書では、申請方法を含めた手続きの方法と、それを患者とその家族へ説明する際の注意点を具体的に解説し、より実用性の高いものとしています。

　イラストを父えた図を多用することで内容がひと目でわかるよう努めました。

　医療事務の仕事に従事される方々にとって、本書が力強いパートナーとなれば幸いです。

本書の使い方

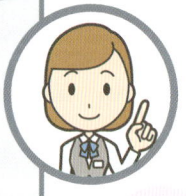

公費負担医療の事務処理について、実務の現場で活用できる知識を効率よく吸収するための本書の活用方法を、11のPOINTにまとめました。

Point 1
わかりやすくまとめた導入文で、押さえるべきことを把握できる!

Point 2
ラインで示した解説文の重要ポイントを必ず押さえる!

保険診療の仕組み

医療保険制度は、国民が医療機関を受診したときに発生する医療費の一部または全部を、保険を運営する保険者が給付する仕組みです。どのような仕組みになっているのかを確認し、お金や手続きの流れを理解しましょう。

● 保険診療の流れ

受益者負担と国民皆保険制度

医療保険制度に基づいた医療＝保険診療を提供する資格を持つ医師＝保険医、保険診療を認められた病院や診療所を保険医療機関と呼びます。

医療保険制度は、保険医及び保険医療機関、保険を運営する保険者、そして医療を受ける立場にある被保険者（患者）、支払基金と国保連合会の4者から成り、医療技術を適正に評価した診療報酬体系によって成り立っています。

国民皆保険制度のもと、日本ではすべての国民に医療保険加入を義務付け、必要に応じて医療保険で定められた医療サービスを提供しています。被保険者が保険料を保険者に支払う共助と同時に、診療の際に医療費の一部を被保険者が負担する「受益者負担」があることで、制度が維持されているといえます。

保険医療機関は診療報酬体系で算出された医療費を被保険者に請求しますが、患者が公費負担医療制度を利用している場合、患者が窓口で支払う「一部負担金」の一部またはすべてを公費負担医療として請求することになります。

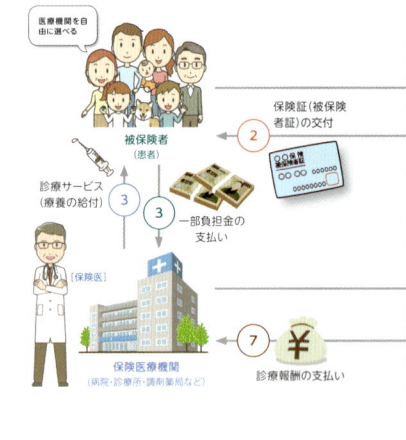

Point 3
イラストを豊富に用いた図解で、内容をサポート!

［患者さんへの説明シート］

公費負担医療に関する説明を患者にするとき、苦労した経験はありませんか？　そんな時、このシートを活用してください。

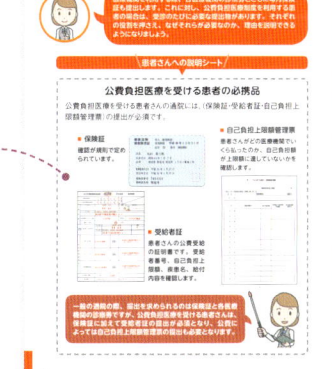
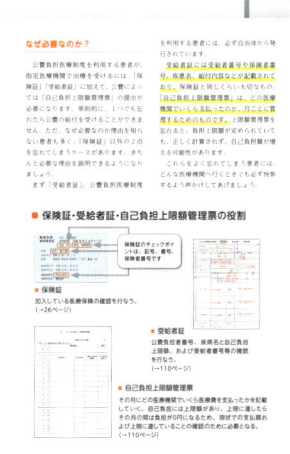

Point 4

患者さんに公費負担医療の説明をする際にそのままコピーして説明に活用できる！

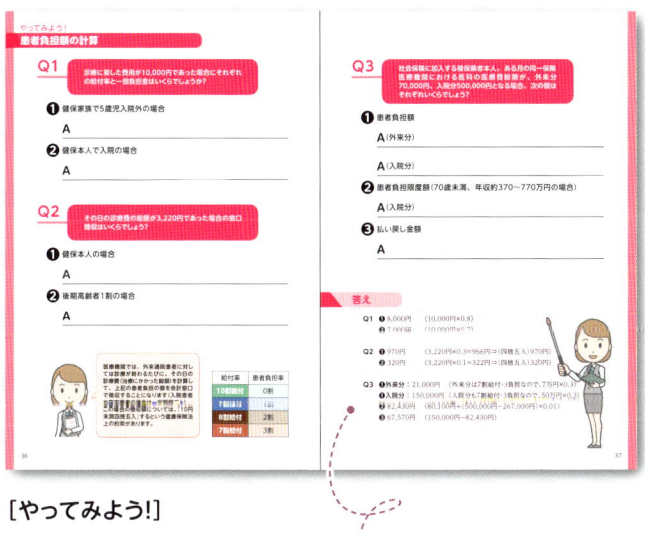

［やってみよう!］

本書のなかで学んだ実務知識の習熟度を試すページです。

Point 5

習熟度を試す問題を解くことで、理解が深まる！

本書の使い方

[公費の種類]

各種公費負担医療を解説するChaptre2では、それぞれの仕組みの解説のみならず、医療事務の現場で戸惑いがちな負担割合を図解で説明します。

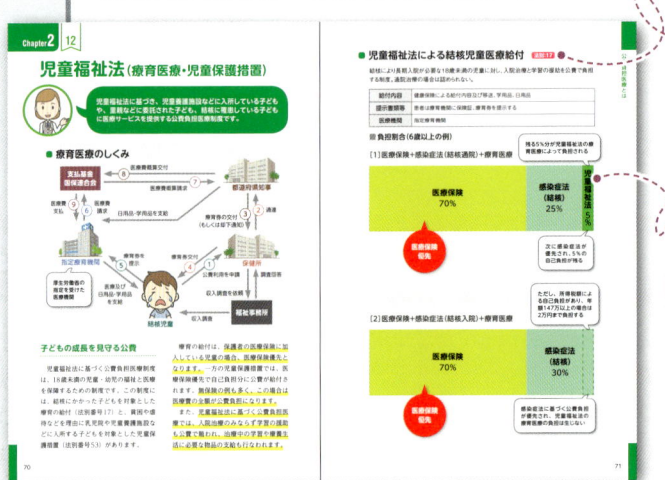

Point 6

法別番号を明記することで、医療事務の現場でのやり取りに対応できる！

Point 7

医療保険と公費、患者負担の割合をグラフで明記し、どのように患者負担額と公費の負担額が割り出されるかがひと目でわかる！

[Case Study]

患者からの問い合わせや、トラブル事例など、医療事務の現場で起こりがちな問題を取り上げ、その解決方法を解説します。

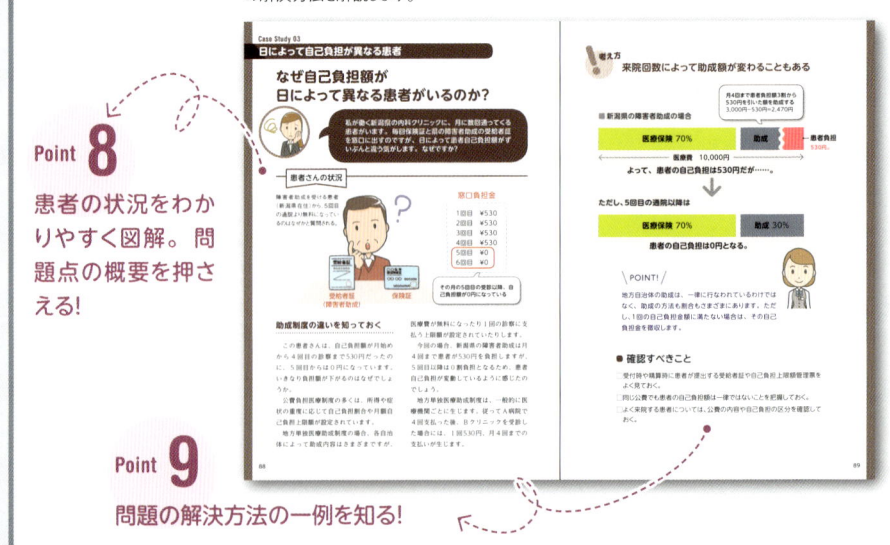

Point 8

患者の状況をわかりやすく図解。問題点の概要を押さえる！

Point 9

問題の解決方法の一例を知る！

［公費負担利用の実例集］

公費負担医療の患者を扱う際、最も苦労するのが患者の負担額と公費の負担割合の算出です。とくに複数の公費や自治体の助成が絡んでくると、どのように計算してよいのか、混乱しがちです。Chapter4ではさまざまな公費負担医療の併用事例を挙げ、計算方法を解説します。

Point 10

公費や助成を受ける患者のプロフィールと、併用する公費を押さえる!

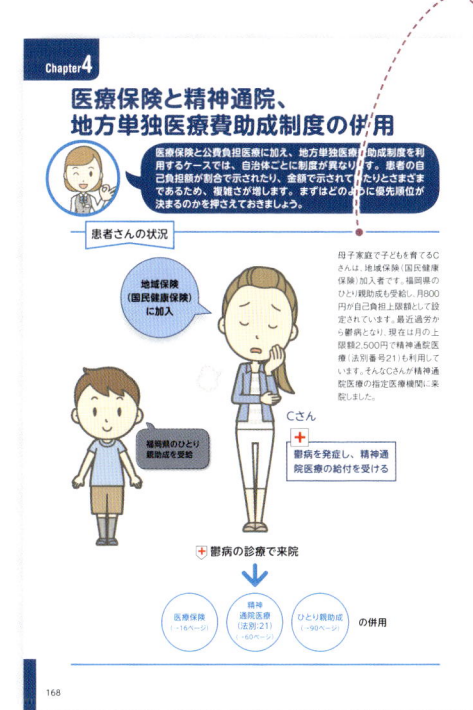

Chapter 4

医療保険と精神通院、地方単独医療費助成制度の併用

医療保険と公費負担医療に加え、地方単独医療費助成制度を利用するケースでは、自治体ごとに制度が異なります。患者の自己負担額が割合で示されたり、金額で示されていたりとさまざまであるため、複雑さが増します。まずどのように優先順位が決まるのかを押さえておきましょう。

患者さんの状況

地域保険（国民健康保険）に加入

福岡県のひとり親助成を受給

Cさん

🩸 鬱病を発症し、精神通院医療の給付を受ける

母子家庭で子どもを育てるCさんは、地域保険（国民健康保険）加入者です。福岡県のひとり親助成も受給し、月800円が自己負担上限額として設定されています。最近通労から鬱病となり、現在は月の上限額2,500円で精神通院医療（法別番号21）も利用しています。そんなCさんが精神通院医療の指定医療機関に、来院しました。

🩹 鬱病の診療で来院
↓

| 医療保険（→16ページ） | 精神通院医療（法別21）（→60ページ） | ひとり親助成（→90ページ） | の併用 |

Cさんが精神通院医療（法別番号21）の指定医療機関を受診したとき、対象疾病の診察では公費が適用され、精神通院医療により、本来なら患者負担は原則1割となります。

しかし、Cさんの場合は住民税非課税世帯のため、月額2,500円が負担の上限となります（→61ページ）。

さらに、福岡県のひとり親助成の患者負担分が月800円を上限と設定しているので、医療費は医療保険が7割、患者負担した1,700円が県からの助成です。また3割分から2,500円を引いた6,500円が公費負担となります。

ただし、ひとり親助成や障害者助成といった地方単独医療費助成制度は、各地方自治体によって負担金額の割合が異なるので、あらかじめ確認しておくようにしましょう。

❗ 考え方 精神通院とひとり親助成の併用

■ 福岡県の事例
※精神通院月額上限2,500円、医療費30,000円の場合

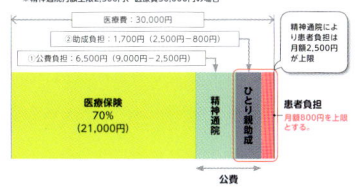

医療費：30,000円

② 助成負担：1,700円（2,500円−800円）
① 公費負担：6,500円（9,000円−2,500円）

| 医療保険 70%（21,000円） | 精神通院 | ひとり親助成 | 患者負担 月額800円を上限とする。 |

精神通院により患者負担は月額2,500円が上限

公費

窓口で伝えること

- 保険証とひとり親助成の医療証を確認します。
- 保険証と精神通院医療（法別番号21）の受給者証、ひとり親助成の医療証と自己負担上限額管理票を確認し、診療目的を確認します。

Point 11

医療保険、公費、自治体の助成のどれを優先し、どのように計算するのかが図解でスッキリ!

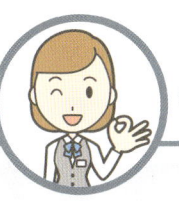

では、これからいっしょに学んでいきましょう。

Contents

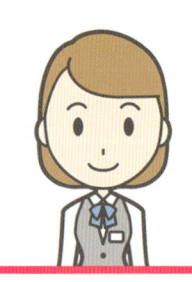

Chapter1 日本の医療保険制度……15

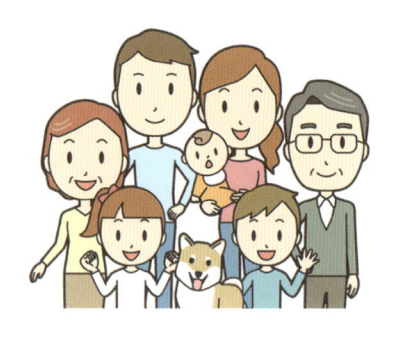

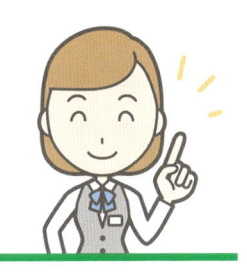

Chapter2 公費負担医療とは……45

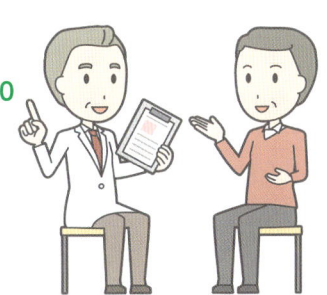

9

Contents

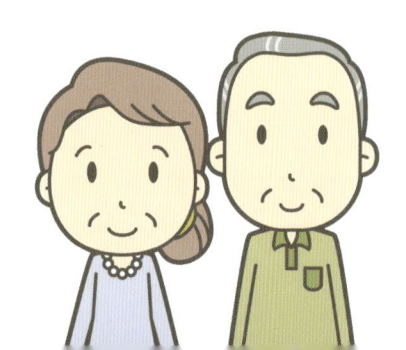

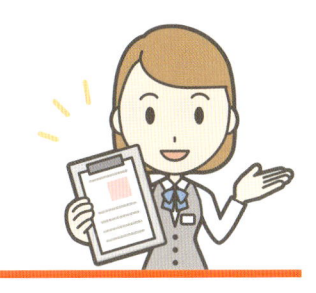

Chapter3 公費説明の実務……105

Contents

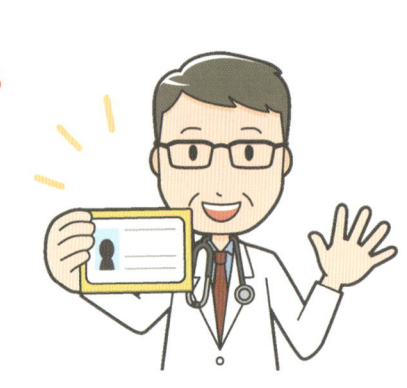

Case Study 12 **申請のトラブル**

Case Study 13 **レセプト請求のミス①**

Case Study 14 **レセプト請求のミス②**

Case Study 15 **レセプトの返戻**

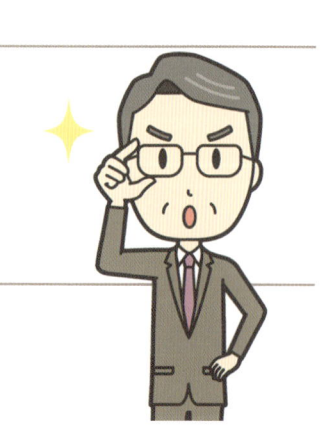

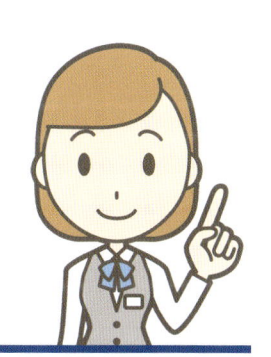

Chapter4 公費説明にまつわる実例集……157

Contents

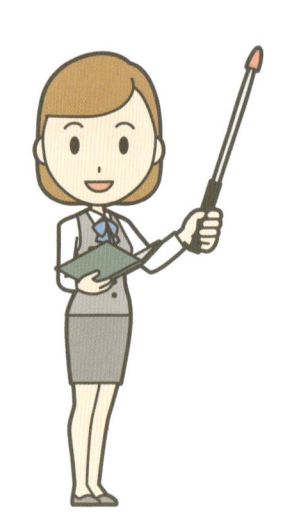

▶ Case Study 17　受給者証の不備

Chapter 04 のKEYWORD

Chapter 1

日本の医療保険制度

公費負担医療制度について患者さんに説明するには、医療保険制度を正しく知っておく必要があります。
Chapter1では日本の医療保険制度のしくみを基本から解説していきます。

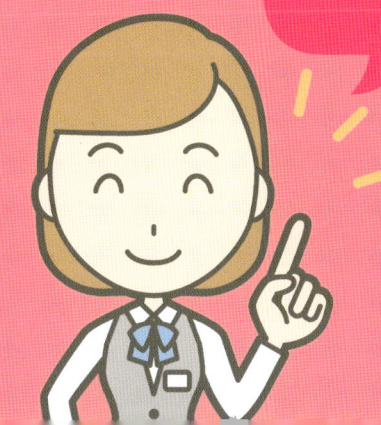

医療保険制度とは

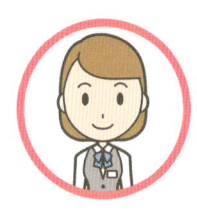

日本には、憲法に定められた個人の生存権を保護する社会保障制度のひとつとして、医療保険制度があります。この制度のなかに「健康保険制度」や「後期高齢者医療制度」、「公費負担医療制度」などが含まれています。

医療保険は医療費の7割を賄う

　私たちが安心して安定した生活が営めるよう、日本には生活や健康を保護する社会保障制度という仕組みがあります。社会保障制度は、①社会保険②社会福祉③公的扶助④保健医療・公衆衛生の4つの柱で構成されており、医療保険制度は、年金制度や介護保険制度とともに①社会保険のなかに含まれます（→18ページ）。

　医療保険制度には、「健康保険制度」「後期高齢者医療制度」「公費負担医療制度」などがあり、病気やケガをしたときに誰でも平等に医療を受けられます。日本ではほぼ100％の人がいずれかの医療保険に加入して医療を受けており、それぞれの保険を運営する保険者（健康保険組合や市区町村）が医療費の一部を給付し、被保険者の負担を軽減しています。

　健康保険法上は、まず患者一部負担があり、残りを保険者が負担する規定になっています。そのため、私たちが医療機関で支払う医療費は1～3割で、9～7割を医療保険で負担するという「共助」「受益者負担の法則（→21ページ）」で医療保険制度は成り立っています。

● 日本の医療保険制度

日本の医療保険制度

- 健康保険制度
- 公費負担医療制度
- 後期高齢者医療制度
- 労働者災害補償保険制度

75歳未満の国民が対象となる医療保険制度

特定の疾病にかかった人や、社会的な弱者が対象となる医療保険制度

75歳以上の高齢者と、65歳以上の障害者が対象となる医療保険制度

勤務中や通勤時にケガや病気になった人が対象となる医療保険制度

🔴 医療費の患者負担率一覧

医療保険体系			患者負担率(%)		法別番号
			本人(被保険者、組合員、世帯主)	家族(被扶養者)	
後期高齢者(高齢者医療確保法により給付)			10	ただし、現役並所得者は30%負担	39
医療保険・高齢受給者(70〜74歳)			20		
被用者保険(→30ページ)	全国健康保険協会管掌健康保険(協会けんぽ)	一般保険者	30		01
		日雇特例被保険者			03
		日雇特例・特別療養費	30		04
		船員・業務外	30		02
		船員・下船後3日以内	0	-	
	健康保険組合		30		06
	共済組合	国家公務員・地方公務員・私学他			31〜34
	自衛官		30	-	07
	特定健康保険組合	特例退職被保険者	30		63
	特定共済組合	特例退職組合員			72〜75
国保(→28ページ)	一般被保険者		30(保険者により0〜20あり)		
	退職被保険者(注)		30		67
	「国保被保険者資格証明書」による療養		100		
義務教育就学前の者(0〜6歳)			20		

(注)平成27年3月末に制度は廃止され、新規に取得する人はいません

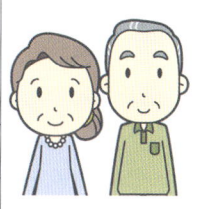
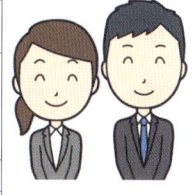
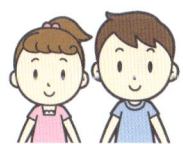

🔴 患者負担の一例(現役世代／3割負担のケース)

医療費　10,000円

医療保険(70%=7,000円)	患者負担(30%=3,000円)

● 社会保障制度の概要

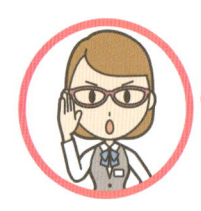

医療保険制度は、社会保障制度の社会保険に含まれ、疾病リスクから生じる国民の負担を支えています。

広義の社会保障

住宅
医薬品・食品の安全対策
恩給・戦争犠牲者援護
雇用対策

保健医療・公衆衛生 ④

国民が健康に生活できるよう、病気などの予防や衛生指導を行なうための制度。

● 国民医療費の推移

少子高齢化によって自己負担率の低い高齢者の医療費が上がり続けています。

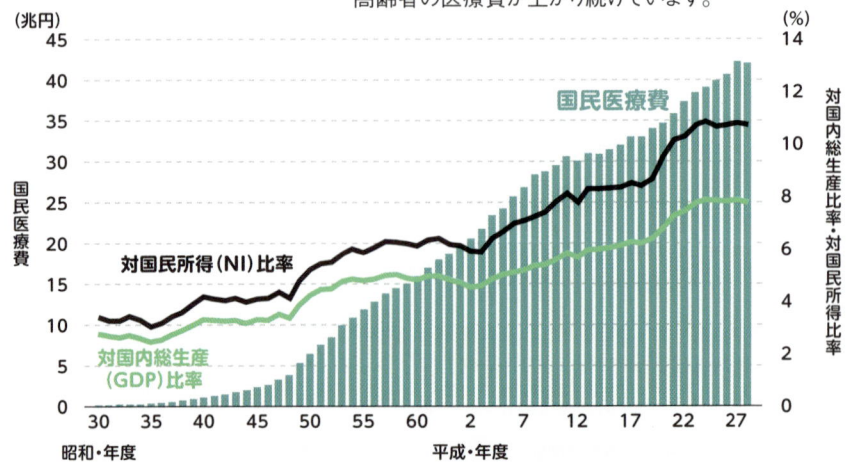

出典：『平成28年度　国民医療費の概況』（厚生労働省）

狭義の社会保障

③ 公的扶助

生活に困窮する国民に対し、健康で文化的な最低限度の生活を保障し、自立を助ける制度。

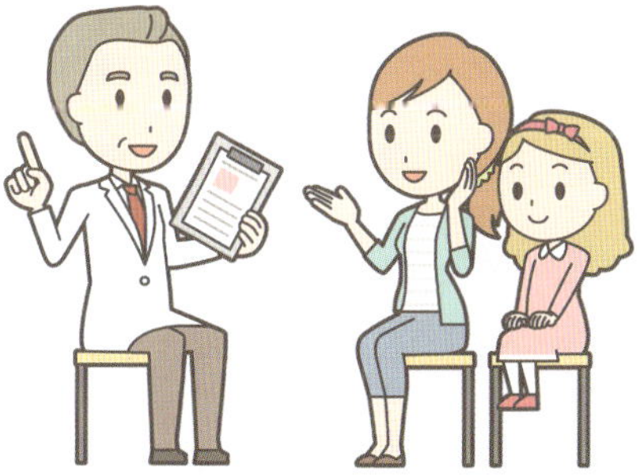

② 社会福祉

障害やひとり親といったハンディキャップを負った国民が、安心して社会生活を営めるよう公的支援を行なう制度。

- 母子福祉
- 児童福祉
- 障害者福祉
- 高齢者福祉

① 社会保険（年金・医療・介護）

国民が病気やケガ、出産、老衰、障害など生活に困難をもたらす状況になったときに一定の給付を行なって生活の安定を図る強制加入の保険制度。

- 介護保険（介護のリスクへの対応）
- 労働保険（失業・労災リスクへの対応）
- 医療保険制度（疾病リスクへの対応）
- 年金制度（獲得能力の損失リスクへの対応）

医療保険制度は社会保険に含まれる

19

保険診療の仕組み

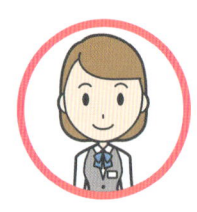

医療保険制度は、国民が医療機関を受診したときに発生する医療費の一部または全部を、保険を運営する保険者が給付する仕組みです。どのような仕組みになっているのかを確認し、お金や手続きの流れを理解しましょう。

● 保険診療の流れ

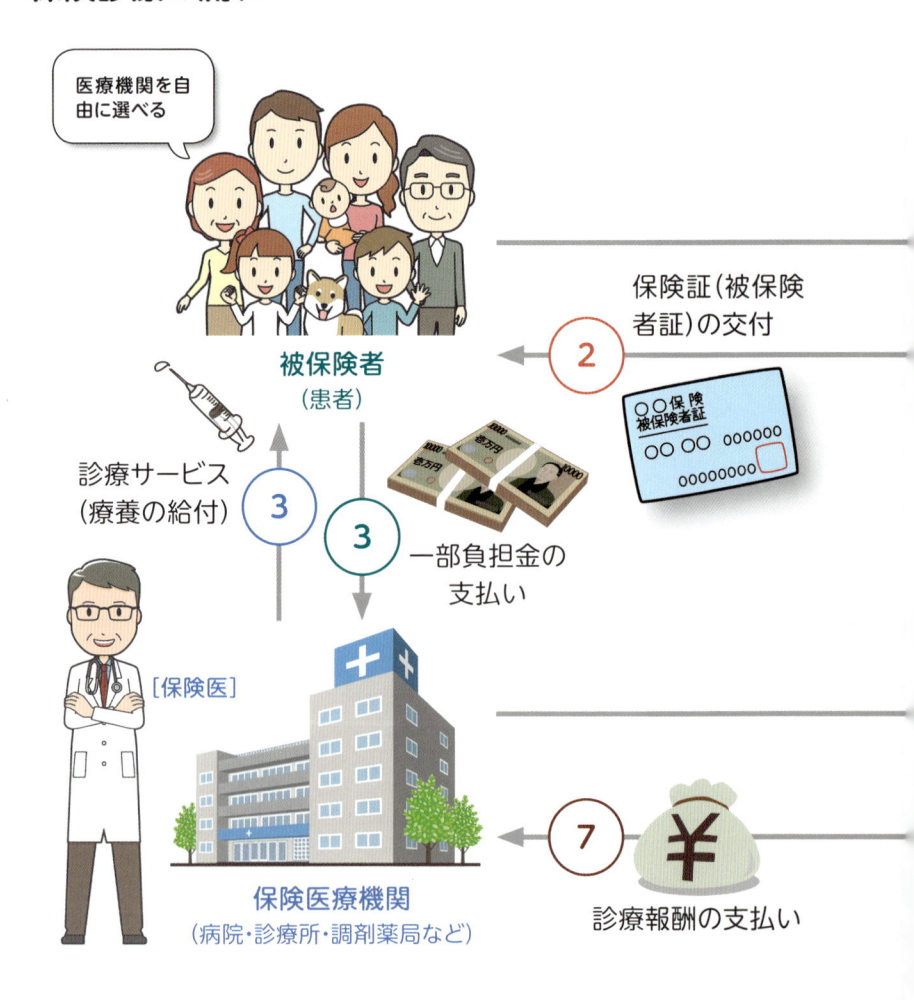

受益者負担と国民皆保険制度

医療保険制度に基づいた医療＝保険診療を提供する資格を持つ医師を保険医、保険診療を認められた病院や診療所を保険医療機関と呼びます。

医療保険制度は、保険医と保険医療機関、保険を運営する保険者、そして医療を受ける立場にある被保険者（患者）、支払基金と国保連合会の4者から成り、医療技術を適正に評価した診療報酬体系によって成り立っています。

国民皆保険制度のもと、日本ではすべての国民に医療保険加入を義務付け、必要に応じて医療保険で定められた医療サービスを提供しています。被保険者が保険料を保険者に支払う共助と同時に、診療の際に医療費の一部を被保険者が負担する「受益者負担」があることで、制度が維持されているともいえます。

保険医療機関は診療報酬体系で算出された医療費を被保険者に請求しますが、患者が公費負担医療制度を利用している場合、患者が窓口で支払う「一部負担金」の一部またはすべてを公費負担医療として請求することになります。

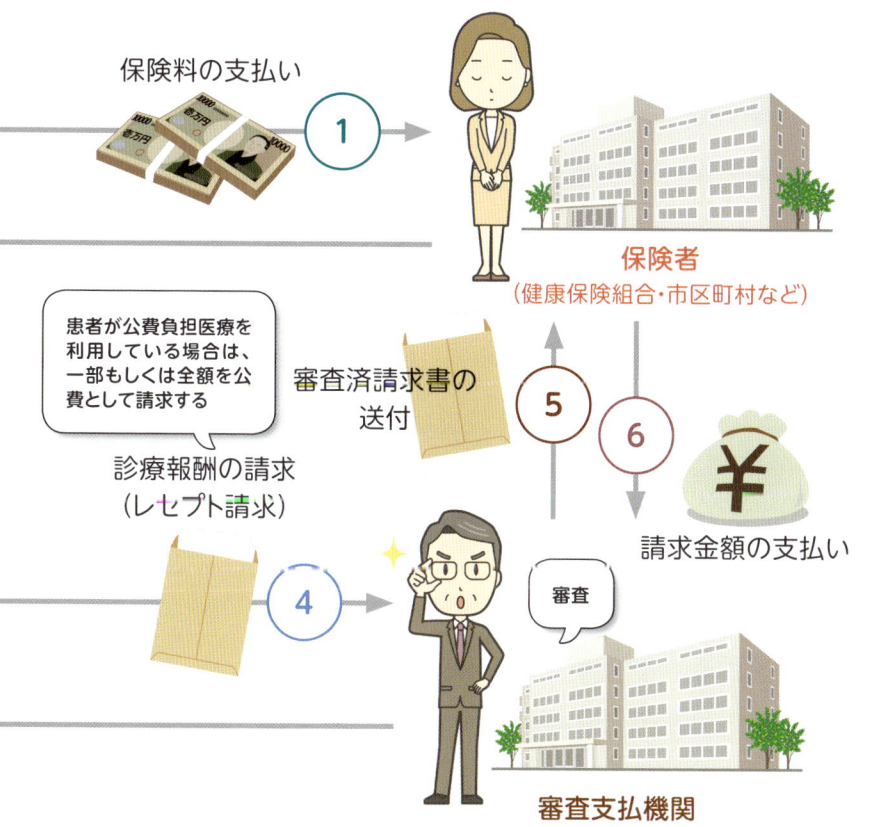

保険料の支払い

① → 保険者（健康保険組合・市区町村など）

患者が公費負担医療を利用している場合は、一部もしくは全額を公費として請求する

審査済請求書の送付

診療報酬の請求（レセプト請求）

⑤　⑥

請求金額の支払い

④　審査

審査支払機関（社会保険診療報酬支払基金・国民健康保険団体連合会）

保険診療と保険適用外診療

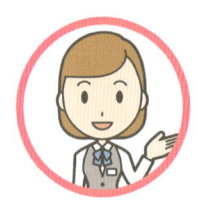

公的医療保険の対象となる保険診療のほかに、かかった費用の全額が患者負担になる保険適用外診療（自由診療）もあります。対象となるものの範囲をきちんと確認し、対象外のものとの関係性を理解しておきましょう。

保険適用外診療とは？

ケガや病気をして医療機関へ行くと、一般的には医療費の1～3割を支払います。これは、受けた診察が公的医療保険で定められた保険診療だからです。保険証（被保険者証）を忘れた場合は自費診療になりますが、一般的には後日保険証を提出すれば、差額分が返金されます。

医療保険による医療サービスはほかにもあります。たとえば被保険者、または被扶養者が出産したときの出産育児一時金や出産手当金、入院時の食事療養、医療費が高額になったときに限度額超過分が給付される高額療養費などです。

保険診療に対し、保険の適用されない医療サービスを保険適用外診療（自由診療）といい、先端医療技術や健康上の理由以外で行なわれる治療などが含まれます。保険診療とともに適用外診療を行なうと混合診療となり、医療保険が適用されず、全額自己負担となります。

● 主な保険適用外診療

保険診療

医療保険が適用される通常の治療。9～7割を国民健康保険や健康保険組合が負担し、残りの1～3割を患者が負担する。

保険適用外診療

医療保険が適用されない治療。患者が医療費を全額負担する。

先端医療
- 未認可医薬品
- 未認可医療技術

美容を目的とした医療
- 美容整形手術
- 脱毛・豊胸
- 歯の矯正
- あざの除去（生活に支障のない）

その他の治療
- 健康診断・人間ドック
- 代替医療
- 予防接種 etc.

出産・妊娠に関わる医療
- 体外受精
- 人工妊娠中絶
- 正常分娩

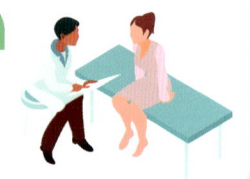

● 混合診療と保険外併用療養費

混合診療
（保険診療＋自由診療）

> 通常の保険診療と共通する診察・検査・投薬・入院なども健康保険がきかない。高額療養費制度も適用外となり、すべての治療費が患者負担となる。

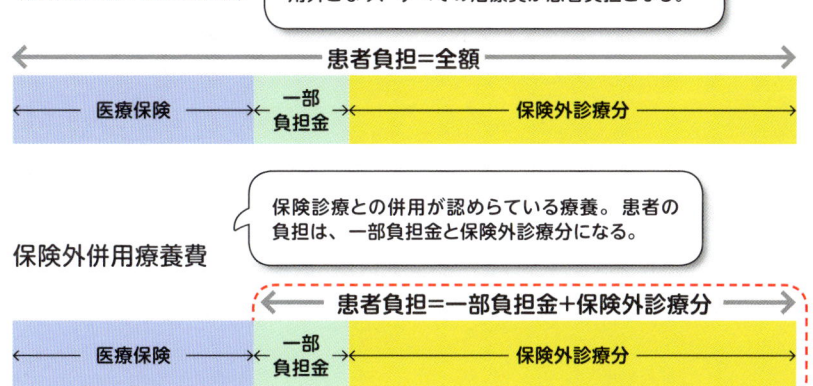

患者負担＝全額

| 医療保険 | 一部負担金 | 保険外診療分 |

保険外併用療養費

> 保険診療との併用が認められている療養。患者の負担は、一部負担金と保険外診療分になる。

患者負担＝一部負担金＋保険外診療分

| 医療保険 | 一部負担金 | 保険外診療分 |

■ 保険外併用療養費が認められるもの

 評価療養
高度先進医療と将来的に保険適用が検討される医療

■ 医療技術に係るもの
- 先端医療（現行の高度先進医療を含む）

■ 医薬品・医療機器に係るもの
- 医薬品の治験に係る診療
- 医薬機器の治験に係る診療
- 薬価基準収載前の承認医薬品の投与
- 保険適用前の承認医療機器の使用
- 薬価基準に収載されている医薬品の適応外使用

 選定療養
保険適用を前提としない患者が特別に希望する医療

■ 快適性・利便性に係るもの
- 特別の療養環境の提供
- 予約診察
- 時間外診察
- 前歯部の材料差額（歯科）
- 金属床総義歯（歯科）

■ 医療機関の選択に係るもの
- 200床以上の病院の未紹介患者の初診
- 200床以上の病院の再診

■ 医療行為等の選択に係るもの
- 制限回数を超える医療行為
- 180日を超える入院
- 小児う蝕治療後の継続管理（歯科）

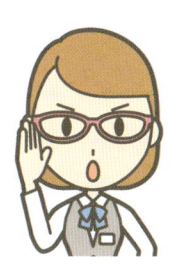

> 厚生労働大臣が特別に認めた診療については、保険診療と保険適用外診療の併用が認められています。たとえば入院したときの差額ベッド代や一部の先進医療などについては、保険外併用療養費が認められ、患者は保険診療分の一部負担金と保険適用外診療の医療費を支払うことになります。

医療保険の種類

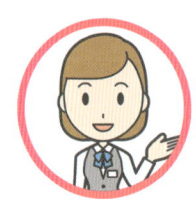

> 加入者の保険料で運営される民間保険と異なり、市区町村など が保険者となる公的医療保険は、加入者の保険料のほかに税金 も投入されて運営されています。ここではそうした公的医療保険 の種類や特徴を理解しましょう。

● 医療保険の種類

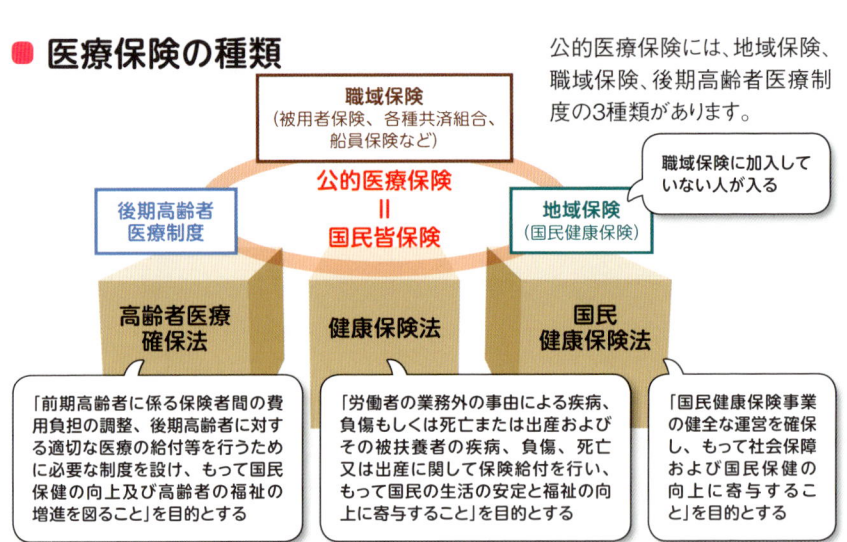

公的医療保険には、地域保険、職域保険、後期高齢者医療制度の3種類があります。

職域保険
（被用者保険、各種共済組合、船員保険など）

公的医療保険
＝
国民皆保険

職域保険に加入していない人が入る

後期高齢者医療制度

地域保険
（国民健康保険）

高齢者医療確保法

健康保険法

国民健康保険法

「前期高齢者に係る保険者間の費用負担の調整、後期高齢者に対する適切な医療の給付等を行うために必要な制度を設け、もって国民保健の向上及び高齢者の福祉の増進を図ること」を目的とする

「労働者の業務外の事由による疾病、負傷もしくは死亡または出産およびその被扶養者の疾病、負傷、死亡又は出産に関して保険給付を行い、もって国民の生活の安定と福祉の向上に寄与すること」を目的とする

「国民健康保険事業の健全な運営を確保し、もって社会保障および国民保健の向上に寄与すること」を目的とする

公的医療保険の種類を知ろう

　日本の国民皆保険制度では、ほぼすべての国民が公的医療保険に加入しています。公的医療保険には、会社などで働く人とその家族を対象とした職域保険（健康保険）と、それ以外の自営業者などが加入する地域保険（国民健康保険）、そして75歳以上の高齢者が加入する後期高齢者医療制度の3種類があります。

　それぞれの保険者によって医療費の請求先が異なり、受けられる医療サービスの内容が違う場合もあります。公費負担医療制度も、これらの公的医療保険をベースとして医療費の一部または全部に公費が給付されます。公的医療保険の種類を知っておくことは患者に公費負担医療について説明をするうえでも重要です。同時に患者から提出された保険証を預かるときには、最初に確認すべきポイントだといえるでしょう。

　なお、個人が任意で加入する民間の生命保険等には、公的医療保険の対象外の医療に適用されるものもあります。公的医療保険では補えない保障を民間の医療保険がカバーしている形です。

● 医療保険の保険給付に制限を受ける行為

国民が平等に受けられることを認める医療サービスですが、次のような場合は、給付のすべてまたは一部に制限を受けることになっています。

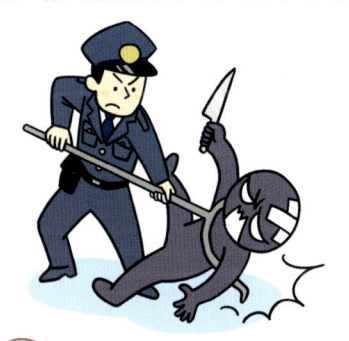

1 本人の犯罪行為が原因の傷病など。

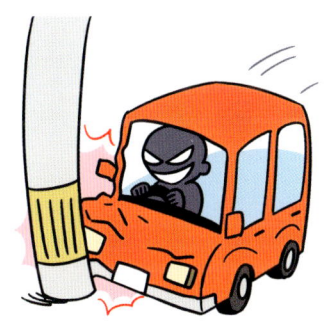

2 本人が故意に起こした事故が原因の傷病など。

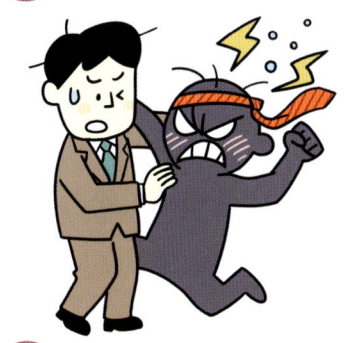

3 喧嘩（闘争）、泥酔またはその他著しい不行跡が原因の傷病。

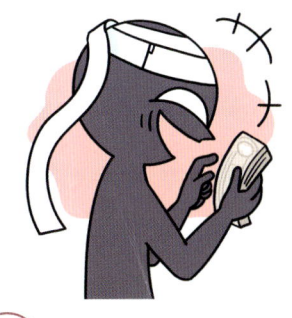

4 詐欺などの不正な行為により保険給付を受けようとしたとき。

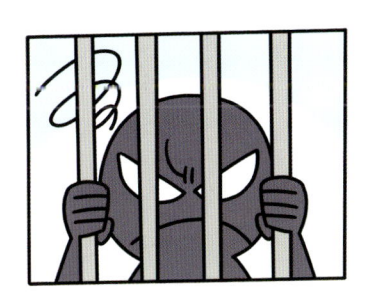

5 少年院・留置場・刑務所などに入所中の者。

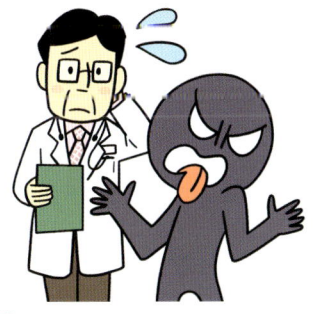

6 正当な理由がないのに療養上の指示に従わない場合、また保険者の調査を正当な理由なく拒否した場合。

保険証の違い

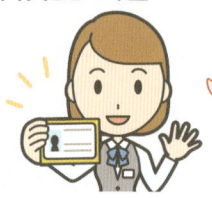

> 加入する公的医療保険によって患者の自己負担額が変わってくるケースがあります。医療事務の基本として、保険証のチェックポイントを押さえておきましょう。

■ 全国健康保険協会の保険証

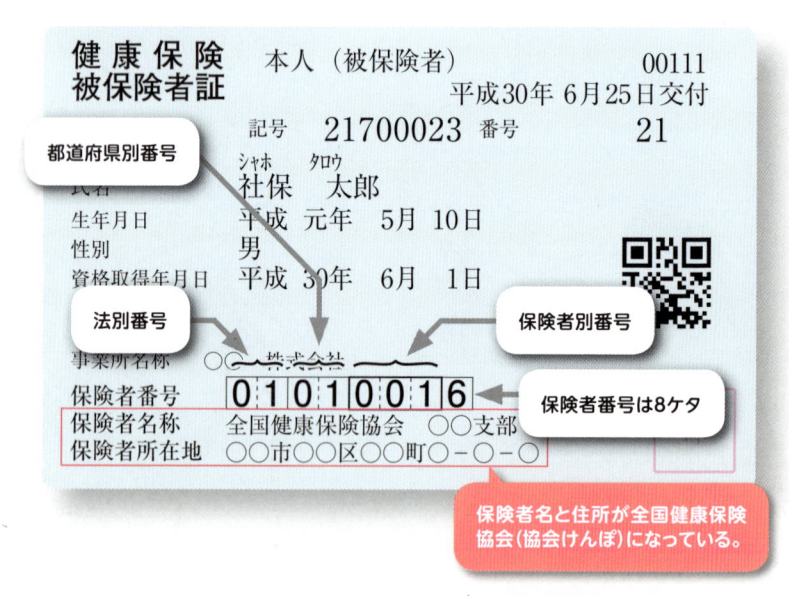

都道府県別番号

法別番号

保険者別番号

保険者番号は8ケタ

保険者名と住所が全国健康保険協会（協会けんぽ）になっている。

■ 企業の健康保険組合の保険証

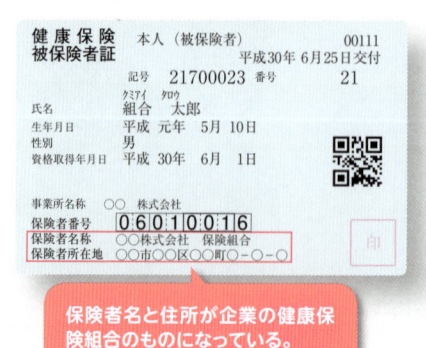

保険者名と住所が企業の健康保険組合のものになっている。

■ 国民健康保険の保険証

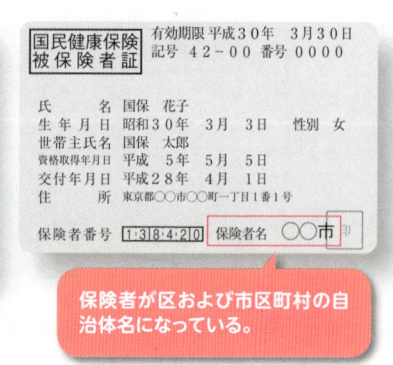

保険者が区および市区町村の自治体名になっている。

■ 高齢受給者証

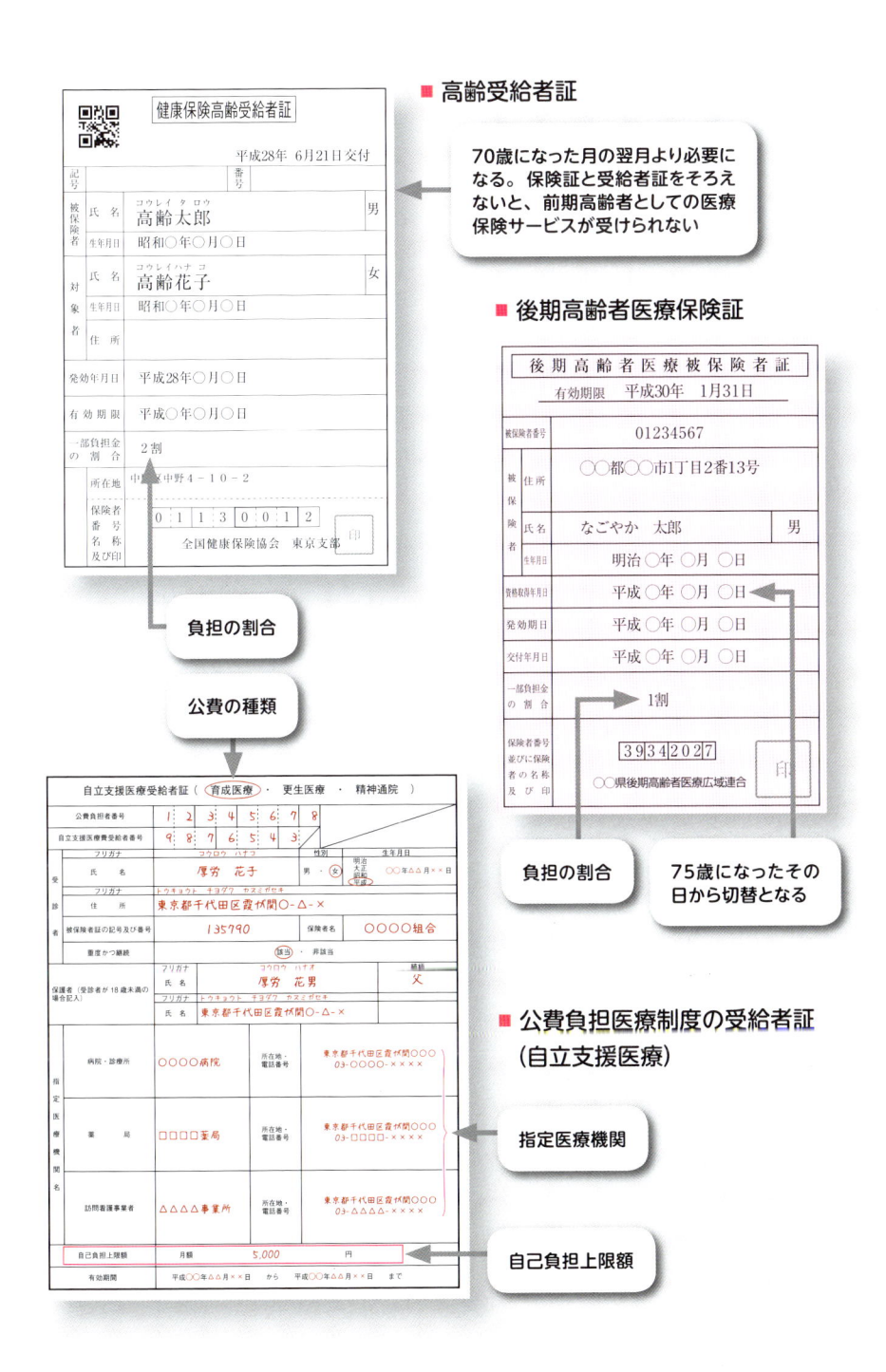

70歳になった月の翌月より必要になる。保険証と受給者証をそろえないと、前期高齢者としての医療保険サービスが受けられない

■ 後期高齢者医療保険証

負担の割合

公費の種類

負担の割合

75歳になったその日から切替となる

■ 公費負担医療制度の受給者証（自立支援医療）

指定医療機関

自己負担上限額

地域保険（国民健康保険）

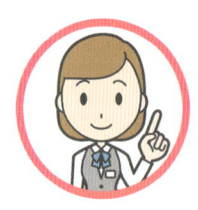

一般的に「国民健康保険」と呼ばれる地域保険は、主に農林漁業や自営業、自由業の人といった、企業などに勤務していない人を対象とする公的医療保険です。市区町村などの地域を単位とすることから、地域保険と呼ばれます。

● ふたつの国民健康保険

「国民健康保険」には、市区町村が保険者となるものだけではなく、特定の自営業者が加入し、各業種ごとの組合が保険者となるものがあります。

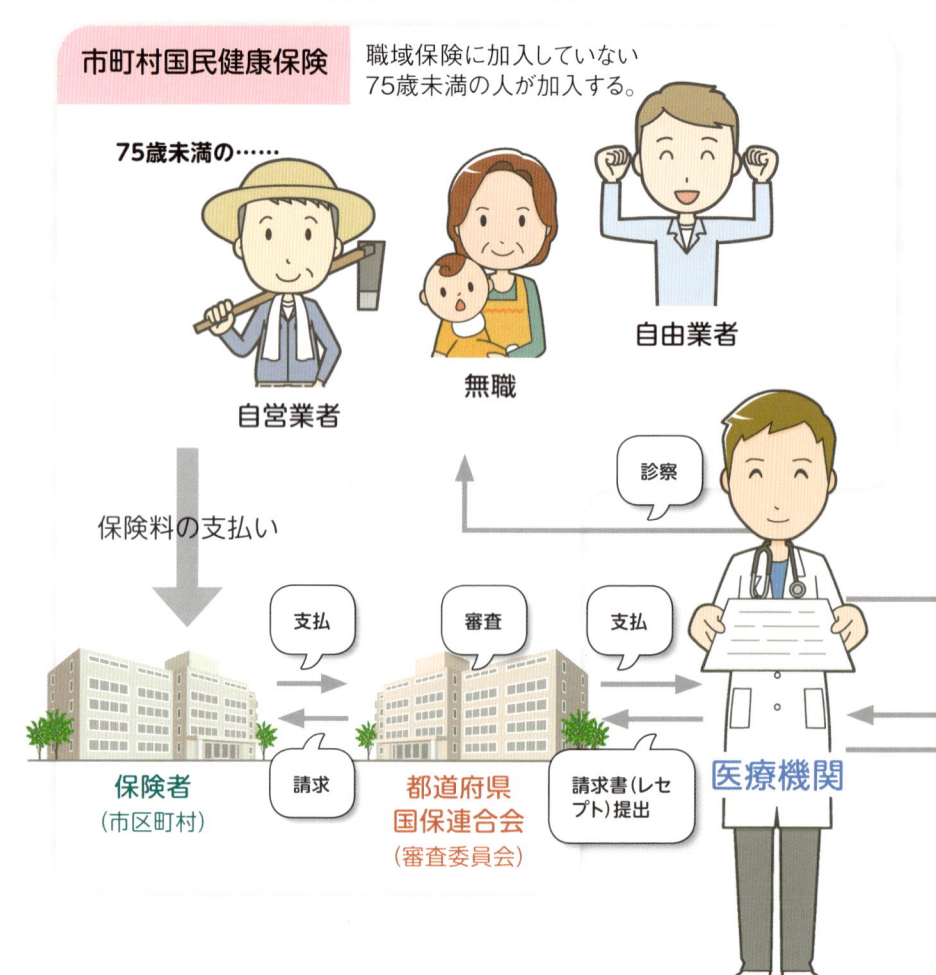

市町村国民健康保険

職域保険に加入していない
75歳未満の人が加入する。

75歳未満の……

自営業者

無職

自由業者

診察

保険料の支払い

支払

審査

支払

保険者
（市区町村）

請求

都道府県
国保連合会
（審査委員会）

請求書（レセプト）提出

医療機関

個人単位で加入する「国保」

職域保険に未加入の人が加入するのが、地域保険（国民健康保険）です。「こくほ」とひとくくりにされがちですが、地域保険にも2種類あり、地域の農林漁業者や自営業者、無職の人を対象とした「市町村国民健康保険」と、医師や美容師、飲食業者など特定の業種の自営業者を対象とした「国民健康保険組合（国保組合）が運営する国民健康保険」があります。

「市町村国民健康保険」の保険者は市区町村で、保険料は世帯ごとに収入や世帯人数等に応じて算出されます。算出割合は各市区町村が決めるので、地域によって保険料が違います。

一方、特定の職種ごとに設立された国保組合が保険者となる国民健康保険では、保険料やその算出割合も組合ごとに異なります。国保組合は同業種の自営業者300人以上の同意のもとに都道府県知事の許可を得て設立され、医師国保組合や建設連合国保組合、食品販売国保組合など160以上あります。

どちらも加入は個人単位で、75歳以上は後期高齢者医療制度へ移行します。

国民健康保険組合が運営する国民健康保険

医師や薬剤師、理容師など、特定の職種の自営業者が加入する。

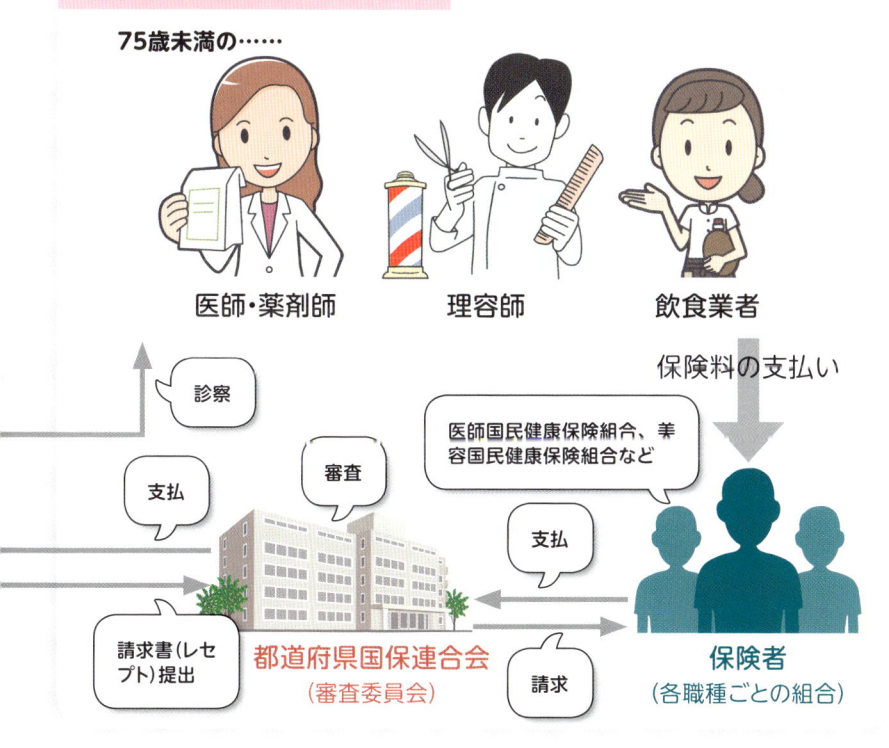

75歳未満の……

医師・薬剤師　　理容師　　飲食業者

保険料の支払い

診察

支払

審査

医師国民健康保険組合、美容国民健康保険組合など

支払

請求書（レセプト）提出

都道府県国保連合会
（審査委員会）

請求

保険者
（各職種ごとの組合）

職域保険（被用者保険）

会社や学校といった職場で働く人とその家族を対象とした公的医療保険が、職域保険（被用者保険）です。一般的な会社員が加入する全国健康保険協会管掌健康保険（協会けんぽ）から、公務員、警察官や教員が加入する共済組合、自衛官、船員が加入する船員保険などがあります。

● 職域保険の種類

民間企業に勤務する人と、その家族が加入する職域保険は、企業の規模によって2種に分かれます。

	組合管掌健康保険	全国健康保険協会管掌健康保険
被保険者	民間の事業所（大企業）に従事する事業主・従業員とその家族。	民間の事業所（中小企業）に従事する事業主・従業員とその家族。
保険者	健康保険組合 従業員700人以上の事業所は、従業員の1/2以上の同意を得たうえで厚生労働大臣の認可のもとに健康保険組合を設立し、独自に保険事業を営むことができる。 **メリット** 保険料率・保険料負担割合・付加給付・福利厚生等の保険事業を独自に行なえる。	全国健康保険協会

Column

日雇い労働者の医療保険

1日限りの雇用契約または1カ月未満の有期労働契約を交わす労働者、いわゆる「日雇い労働者」の方が加入する保険もあります。働き始めてから5日以内に居住する地域の年金事務所又は一部の市区町村で、労働者自ら加入手続きを行なうと、「健康保険日雇特例被保険者手帳」が交付されます。医療機関では、健康保険証の代わりに「健康保険被保険者受給資格者票」を提出しますが、保険診療を受けられるのは、確認欄に確認印が押されている月のみとなります。

職域保険のしくみ

職場を単位とすることから「職域保険」、「被用者保険」といいますが、医療機関の現場では、「社会保険（社保）」と呼ばれるのが一般的です。

企業で働く人の多くは、主に大企業の健康保険組合が保険者として運営する「組合管掌健康保険（組合健保）」か、健康保険組合のない中小企業で働く人を対象とした全国健康保険協会が保険者の「全国健康保険協会管掌健康保険（協会けんぽ）」に加入しています。

公務員向けには国家公務員共済組合・地方公務員共済組合・私立学校教職員共済組合の3つの共済組合があり、船員には船員保険等があります。

原則として、正規雇用の従業員が5人以上いる事業所は、上記いずれかの健康保険に従業員を加入させる義務がありますが、正規雇用の従業員が5人未満の個人事業所などは適用除外とされます。これらのなかでもっとも加入者数が多いのが協会けんぽです。

● 共済組合の各種保険

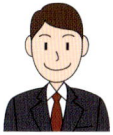 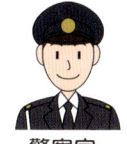 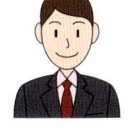

国家公務員	地方公務員	警察官・公立学校教員など	私立学校教員
↓	↓	↓	↓
国家公務員共済組合（20団体）	地方公務員共済組合（70団体）	各種共済組合	私学共済

● 船員保険

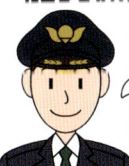

総トン数5トン未満の船舶、湖・川または港のみを航行する船舶、総トン数30トン未満の漁船、その他プレジャーボートを除く

船員 → 全国健康保険協会

独自の給付
・療養の給付
・傷病手当金
・行方不明手当金

● 自衛官の保険

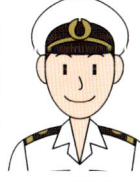

※本人のみが対象となり、扶養者（家族）は国家公務員共済組合の家族として取り扱われる。

自衛官 → 防衛省共済組合

後期高齢者医療制度

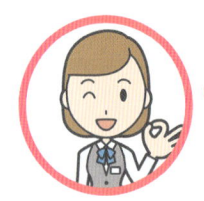

75歳以上の高齢者を対象にした公的医療保険が、後期高齢者医療制度です。65歳以上75歳未満で、視力や聴力、心身に一定の障害がある人も対象となります。2008年4月に施行された新しい制度で、患者には所得に応じて1割または3割の一部負担金があります。

高齢社会の新制度

医療保険制度を含む社会保障制度は、私たち国民が生活に困るような事態に陥るリスクに備えるためのものです。ただ、日本では1970年代をピークに少子高齢化が進み、現在は人口の約3割が65歳以上という超高齢社会。この50年で社会の人口バランスが大きく変わるなかで誕生したのが、後期高齢者医療制度です。

人は誰でも高齢になると病気にかかりやすくなります。一方で、定年などにより収入が減少する場合が多く、従来の医療保険制度では医療機関の受診が大きな負担となります。そこで一部負担金の割合や診療報酬の算定方法などを従来の医療保険と分け、高齢者が安心して医療を受けられる仕組みとして、後期高齢者医療制度がスタートしました。

制度を運営する保険者は、都道府県ごとの後期高齢者医療広域連合ですが、届け出や保険料の徴収といった窓口は、市区町村が担当します。65歳以上75歳未満の人で、一定の障害があることが認定された人も対象ですが、生活保護受給者は対象外となります。

● 医療費の負担と給付

■ 年齢階級別医療費と負担(保険料+患者負担)

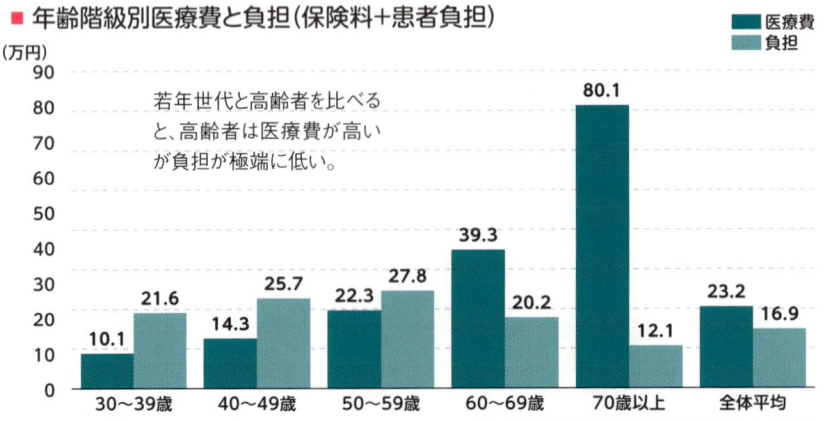

(万円)

凡例：医療費／負担

若年世代と高齢者を比べると、高齢者は医療費が高いが負担が極端に低い。

年齢	医療費	負担
30〜39歳	10.1	21.6
40〜49歳	14.3	25.7
50〜59歳	22.3	27.8
60〜69歳	39.3	20.2
70歳以上	80.1	12.1
全体平均	23.2	16.9

出典：厚生省保険局推計(平成10年度実績見込みより推計)

● 後期高齢者医療制度のしくみ

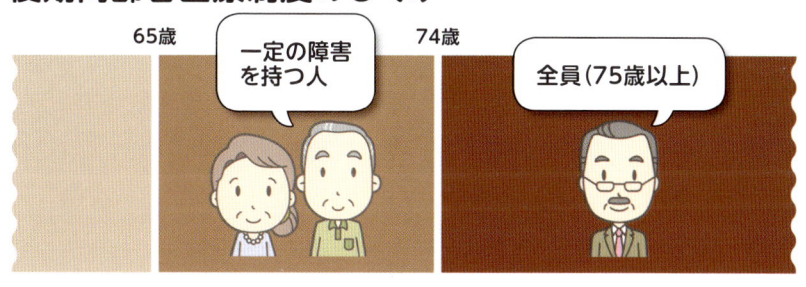

65歳　　一定の障害を持つ人　　74歳　　全員（75歳以上）

後期高齢者医療制度の対象となるのは、75歳以上のすべての人と、65歳以上、75歳未満の一定の障害を持つ人です。ただし、生活保護受給者は対象外となります。

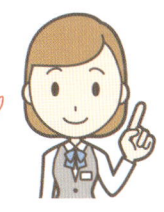

制度は後期高齢者の負担分と保険料、国および自治体の公費、そして現役世代からの支援金で運営されます。このうち4割を現役世代からの支援金が占めます。

加入者負担	

公費
［国：都道府県：市区町村＝4：1：1］

高齢者の保険料 （軽減措置等で実質約7％程度）	**後期高齢者支援金** （現役世代からの支援金）

後期高齢者の心身の特性に応じた医療サービス

口座振替・銀行振込等　　年金から天引き

交付

社会保険診療報酬支払基金

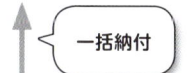一括納付

医療保険者
（健保組合、国保など）

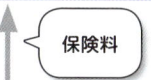保険料

被保険者
（75歳以上の者）

各医療保険（健保、国保等）の被保険者
（0〜74歳）

高額療養費制度

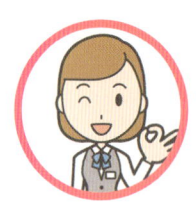

高額な医療費がかかった場合、3割負担と言っても相当な額が患者の負担となってしまいます。
高額療養費制度はそうした患者さんの過度な負担を減らす救済制度ですので、窓口では必須の知識となります。

高額治療に備える救済制度

重いケガや病気で入院すると、治療が長引いて医療費の自己負担額が高額になることがあります。

こうした患者の負担を軽減するために、1カ月（1日から月末まで）に医療機関の窓口で支払った医療費が、自己負担限度額を超えた場合に、超えた額が申請により払い戻される制度が、高額療養費制度です。

払い戻しは償還払いが原則ですが、加入する医療保険者から事前に「所得区分」が認定された「限度額適用認定証」を発行してもらうことにより、医療機関の窓口での支払いが自己負担限度額までとなり高額療養費（払い戻し）申請が不要となます。また、高額療養費が医療機関や薬局に直接支払われるため、加入する医療保険者に対してあとから高額医療費の支給申請をする手間が省けます。

入院の際には、医療費のほかに食費と居住費等がかかりますが、制度の対象にはなりません。また、食費と居住費の自己負担には、住民税非課税世帯を対象に所得に応じた軽減措置があります。

● 現役世代の自己負担限度額（70歳未満）

自己負担限度額は、所得や年齢によって異なります。

		所得区分		自己負担限度額 （レセプト単位（外来入院毎））
①	健保	標準報酬月額	83万円以上	252,600円+（総医療費−842,000円）×1%
	国保	年間所得	901万円超	
②	健保	標準報酬月額	53〜79万円	167,400円+（総医療費−558,000円）×1%
	国保	年間所得	600万〜901万円	
③	健保	標準報酬月額	28〜50万円	80,100円+（総医療費−267,000円）×1%
	国保	年間所得	210万〜600万円	
④	健保	標準報酬月額	26万円以下	57,600円
	国保	年間所得	210万円以下	
⑤	被保険者が市区町村民税の非課税者等			35,400円

● 高額療養費制度の仕組み

※70歳未満で年間所得210～600万円の国保加入者の場合

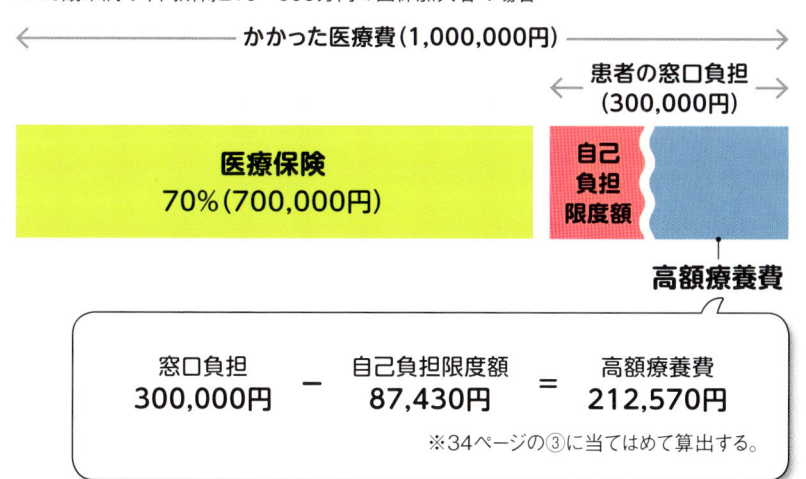

かかった医療費（1,000,000円）

患者の窓口負担
（300,000円）

医療保険
70%（700,000円）

自己
負担
限度額

高額療養費

窓口負担		自己負担限度額		高額療養費
300,000円	−	87,430円	=	212,570円

※34ページの③に当てはめて算出する。

● 高額療養費の給付

■ I. 通常のパターン

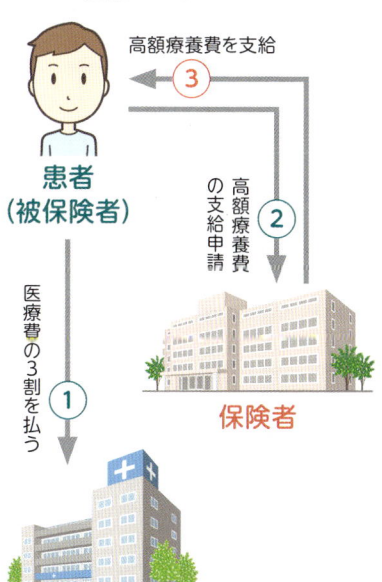

高額療養費を支給
③

患者
（被保険者）

高額療養費の支給申請
②

医療費の3割を払う
①

保険者

医療機関

■ II. 現物給付のパターン

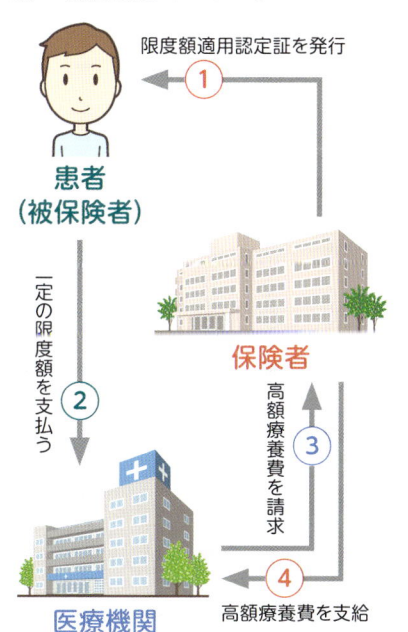

限度額適用認定証を発行
①

患者
（被保険者）

一定の限度額を支払う
②

保険者

高額療養費を請求
③

高額療養費を支給
④

医療機関

患者負担額の計算

Q1

診療に要した費用が10,000円であった場合にそれぞれの給付額と一部負担金はいくらでしょうか？

❶ 健保家族で5歳児入院外の場合

A

❷ 健保本人で入院の場合

A

Q2

その日の診療費の総額が3,220円であった場合の窓口徴収はいくらでしょう？

❶ 健保本人の場合

A

❷ 後期高齢者1割の場合

A

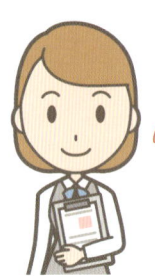

医療機関では、外来通院患者に対しては診療が終わるたびに、その日の診療費（治療にかかった総額）を計算して、上記の患者負担の額を会計窓口で徴収することになります（入院患者や在宅患者の場合は一定期間ごと）。この場合の徴収額については、『10円未満四捨五入』するという健康保険法上の約束があります。

給付率	患者負担率
10割給付	0割
9割給付	1割
8割給付	2割
7割給付	3割

Q3

社会保険に加入する被保険者本人。ある月の同一保険医療機関における医科の医療費総額が、外来分70,000円、入院分500,000円となる場合、次の額はそれぞれいくらでしょう?

❶ 患者負担額

A（外来分）

A（入院分）

❷ 患者負担限度額（70歳未満、年収約370～770万円の場合）

A（入院分）

❸ 払い戻し金額

A

答え

Q1 **❶給付額**：8,000円　　**一部負担金**：2,000円
　　　❷給付額：7,000円　　**一部負担金**：3,000円

Q2 **❶** 970円　　　〈3,220円×0.3＝966円⇒（四捨五入）970円〉
　　　❷ 320円　　　〈3,220円×0.1＝322円⇒（四捨五入）320円〉

Q3 **❶外来分**：21,000円　〈外来分は7割給付・3負担なので、7万円×0.3〉
　　　❶入院分：150,000円〈入院分も7割給付・3負担なので、50万円×0.3〉
　　　❷ 82,430円　〈80,100円＋（500,000円－267,000円）×0.01〉
　　　❸ 67,570円　〈150,000円－82,430円〉

医療保険給付の形
——現金給付と現物給付

医療保険制度によって受けられるサービスには、病気やケガをしたときに必要な治療を受けられる「現物給付」と、出産育児一時金や傷病手当金などの「現金給付」に分類されます。医療保険制度で受けられるそれぞれの給付内容について、確認しておきましょう。

● 医療保険の保険給付

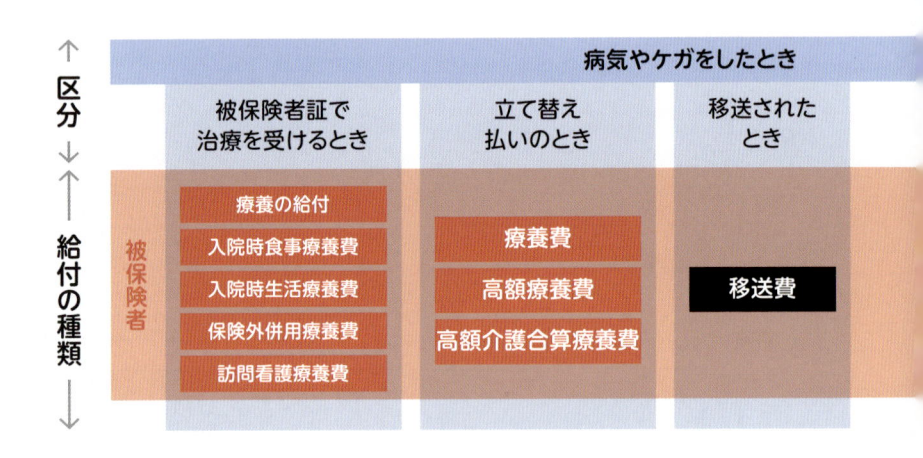

区分 ↓ ↑ 給付の種類 →	病気やケガをしたとき		
	被保険者証で治療を受けるとき	立て替え払いのとき	移送されたとき
被保険者	療養の給付 入院時食事療養費 入院時生活療養費 保険外併用療養費 訪問看護療養費	療養費 高額療養費 高額介護合算療養費	移送費

保険給付のふたつの受け取り方

医療保険制度によって受けられるサービス＝保険給付には「現物給付」と「現金給付」があります。「現物給付」はお金以外の医療サービスで受け取るもので、医療機関を受診した際の診察や検査、手術、投薬、入院などが含まれます。入院時にかかる食費や、自己負担額が高額になったときの限度額超過分を給付する高額療養費も、「現物給付」です。

「現金給付」には、被保険者が出産した場合の出産育児一時金や病気やケガのために仕事を休んだときに受け取ることができる傷病手当金、緊急搬送されたときの移送費、死亡したときの埋葬料などが含まれます。移送費などは、一度患者自身が医療機関の窓口で全額を支払い、後日保険者から払い戻しを受ける償還払いが一般的です。出産育児一時金のように出産・退院後に加入する健康保険に申請してお金を受け取る「産後申請方式」のほか、医療機関へ直接給付される「直接支払制度」、医療機関に受け取りを委任する「受取代理制度」などから給付の方法が選べるものもあります。

■ 主な現物給付

療養の給付
診察、薬剤・治療材料の支給、処置・手術、入院・看護などの医療サービスが提供される。

入院時食事療養費
入院時にかかる食費は、給食の形で支給される。

入院時生活療養費
65歳以上の高齢者のみ。療養目的の入院の際の食費および居住費の給付。

保険外併用療養費
保険適用の医療と、保険適用外の診察の併用が認められる際の療養費の支給。

高額療養費
入院や治療が長期に及び、自己負担が高額になった場合の限度額超過分の給付。

訪問看護療養費
訪問看護ステーションから訪問看護を受ける際にかかる費用。

高額介護合算療養費
医療保険と介護保険をともに利用する世代が高額な負担となる際、限度額を超えた分を支給。

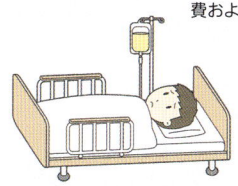

■ 現物給付
■ 現金給付

療養のため休んだとき	出産したとき	死亡したとき	退職後 ※継続または一定期間の給付
傷病手当金	出産育児一時金 出産手当金	埋葬料	傷病手当金 出産手当金 出産育児一時金 埋葬料

出典：全国健康保険協会ホームページ

■ 主な現金給付

傷病手当金
ケガや病気で仕事を休み、給料がもらえない場合の所得の一部を一定期間保障する。

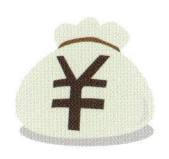

出産育児一時金 出産手当金
出産のために仕事を休み、給料がもらえない場合の所得を一定期間保障するもの、および、出産とその前後にかかる諸費用の負担を軽減するため、一時金を支給する。

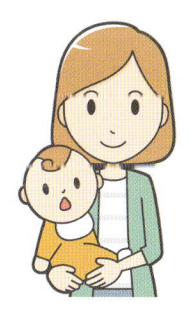

埋葬料
被保険者本人の死亡に際して支給される埋葬費。

移送費
ケガや病気で移動が困難な被保険者に支給される移送費。

償還と現物給付

居住する県から離れて乳幼児助成を受けることはできるのか？

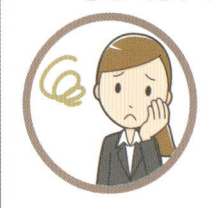

私の勤務する小児科クリニックに、母親に付き添われて3歳の子どもが来院しました。窓口で保険証と乳幼児助成を確認すると他県だったため、「乳幼児助成は使えません」と返却したところ、「なぜ使えないのか」とクレームを言われました。どのように説明すればいいのでしょうか。

患者さんの状況

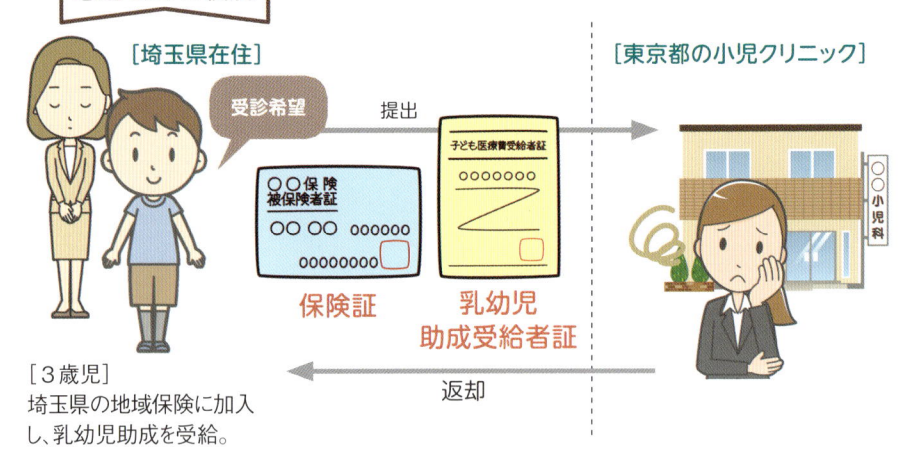

[埼玉県在住]　　受診希望　　提出　　　　[東京都の小児クリニック]

保険証　　　乳幼児助成受給者証　　　返却

[3歳児]
埼玉県の地域保険に加入し、乳幼児助成を受給。

償還払いがあることを伝える

現在、公費負担医療制度の多くは現物給付となっており、患者には「公費を受給している」という感覚がありません。加えて、乳幼児助成（→98ページ）などの地方自治体が運営する地方単独医療費助成制度（→86ページ）は、保険証にある居住地以外では適用されないケースがほとんどです。

ところが、患者はその仕組みを知らないことが多いので、使えない理由を説明できるようにしておきましょう。

一般的に、県外の医療機関で受診した場合、医療保険のみの扱いとなり、患者には2割（6歳以上なら3割）の自己負担額が発生します。受付時には患者に対し、乳幼児助成が自治体ごとの運営であることを伝え、居住地に戻ってから役所の窓口で償還を受けられることを伝えてください。その際、保険点数や保険診療内容、受診者氏名が記載された領収書と乳幼児助成の医療証、保険証や印鑑が必要になることも合わせて伝えましょう。

● 他県の助成にどのように対処すべきか?

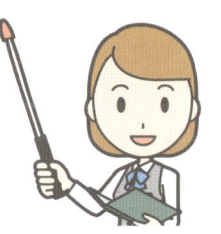

\ POINT! /

地方単独医療助成制度は、各自治体の予算によって運営されるため、保険証にある居住地以外では適用されないことを伝え、後日償還できることを説明しましょう。

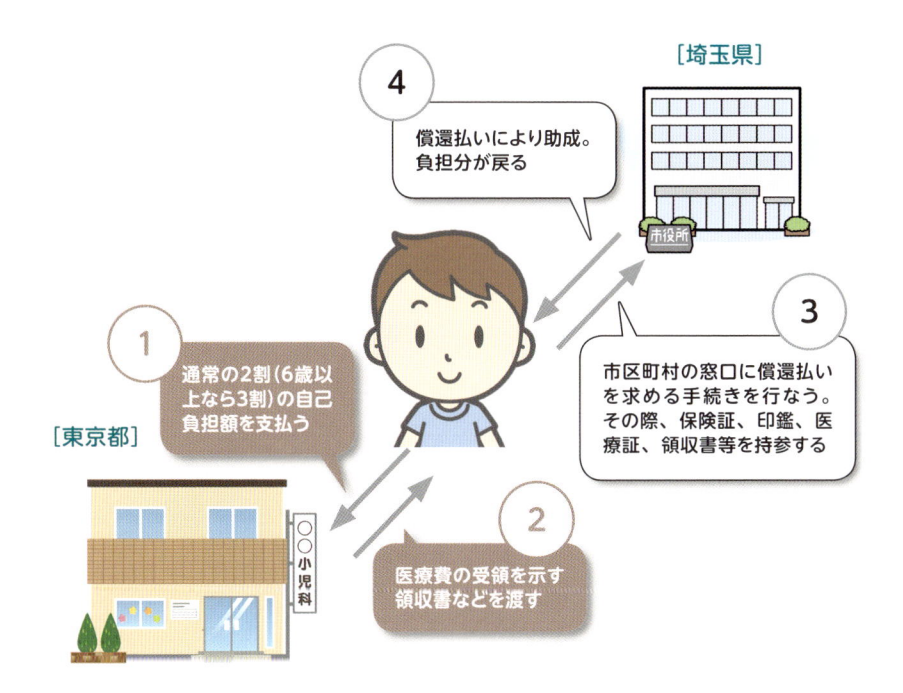

[埼玉県]

4 償還払いにより助成。負担分が戻る

1 通常の2割(6歳以上なら3割)の自己負担額を支払う

[東京都]

○○小児科

2 医療費の受領を示す領収書などを渡す

3 市区町村の窓口に償還払いを求める手続きを行なう。その際、保険証、印鑑、医療証、領収書等を持参する

\ 窓口で伝えること /

● 地方単独の医療費助成は、他県では原則使えません。
● ここでは通常の2割(6歳以上なら3割)分を負担していただきます。
● 居住している自治体で償還払いの手続きを行なってください。

法別番号とは

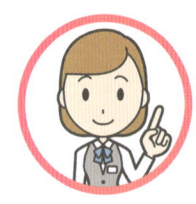

26ページで見た通り、保険証に書かれた保険者番号には医療保険の種類がわかる法別番号が書かれています。同様に、公費負担医療制度を利用している人が持っている受給者証にある番号の先頭2ケタも、利用している公費負担医療制度がひと目でわかる法別番号が記されています。

● 現場での法別番号

たとえば、以下のような指示を受けて困惑したことはありませんか?

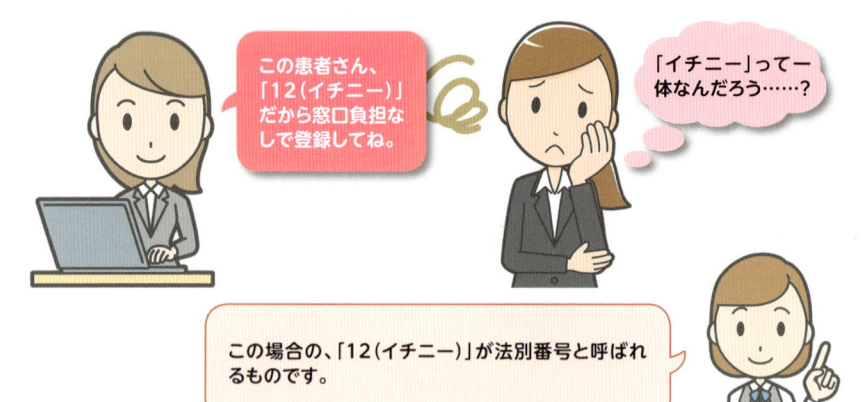

この患者さん、「12（イチニー）」だから窓口負担なしで登録してね。

「イチニー」って一体なんだろう……?

この場合の、「12（イチニー）」が法別番号と呼ばれるものです。

法別番号の意味

　法別番号はどんな法律・条令に基づいた制度かを示す番号です。公費負担医療の受給者証の先頭2ケタは、法律に基づく公費負担医療制度や、各自治体による地方単独医療費助成制度を表わします。

　よく「医療事務は、スキルを身につければ日本中どこででも働ける仕事」と言われますが、それは、法別番号について理解していてこその話。たとえば、受付で患者の保険証や受給者証を受け取ったときに確認するだけで、患者とのトラブルやレセプトの誤請求など、未然に防げる事がたくさんあるからです。

　2018年時点で、法律に基づく公費負担医療制度の法別番号は27個。全国どこでも同じ番号を使用しているので、覚えておけば必ず役立つでしょう。ただし、自治体の医療費助成制度の法別番号は都道府県で異なるので、職場のある自治体の法別番号を確認しておきましょう。

　「レセプトコンピュータがあるから法別番号は使わない」と思うかもしれませんが、受付時やデータ入力時の対応でトラブルやミスを防ぐことができます。

● 覚えておきたい法別番号

		区分	法別番号	制度の略称
公費負担医療制度	感染症の予防及び感染症の患者に対する医療に関する法律による	○結核患者の適正医療(法第37条の2関係)	10	(感37の2)
		○結核患者の入院(法第37条関係)	11	(結核入院)
		○一類感染症等の患者の入院(法第37条関係)	28	(感染症入院)
		○新感染症の患者の入院(法第37条関係)	29	—
	生活保護法による医療扶助(法第15条関係)		12	(生保)
	中国残留邦人等の円滑な帰国の促進並びに永住帰国した中国残留邦人等及び特定配偶者の自立の支援に関する法律第14条第4項に規定する医療支援給付(中国残留邦人等の円滑な帰国の促進及び永住帰国後の自立の支援に関する法律の一部を改正する法律附則第4条第2項において準用する場合を含む。)		25	—
	戦傷病者特別援護法による	○療養の給付(法第10条関係)	13	—
		○更生医療(法第20条関係)	14	—
	障害者総合支援法による	○更生医療(法第5条関係)	15	—
		○育成医療(法第5条関係)	16	—
		○精神通院医療(法第5条関係)	21	(精神通院)
		○療養介護医療(法第70条関係)及び基準該当療養介護医療(法第71条関係)	24	—
	児童福祉法による	○療育の給付(法第20条関係)	17	—
		○肢体不自由児通所医療(法第21条の5の28関係)及び障害児入所医療(法第24条の20関係)	79	—
	原子爆弾被爆者に対する援護に関する法律による	○認定疾病医療(法第10条関係)	18	—
		○一般疾病医療費(法第18条関係)	19	—
	精神保健及び精神障害者福祉に関する法律による措置入院(法第29条関係)		20	(精29)
	麻薬及び向精神薬取締法による入院措置(法第58条の8関係)		22	—
	母子保健法による養育医療(法第20条関係)		23	—
	心神喪失等の状態で重大な他害行為を行った者の医療及び観察等に関する法律による医療の実施に係る医療の給付(法第81条関係)		30	—
	肝炎治療特別促進事業に係る医療の給付		38	—
	特定B型肝炎ウイルス感染者給付金等の支給に関する特別措置法による定期検査費及び母子感染防止医療費の支給(法第12条第1項及び第13条第1項関係)		62	—
	特定疾患治療費、先天性血液凝固因子障害等治療費、水俣病総合対策費の国庫補助による療養費及び研究治療費、茨城県神栖町における有機ヒ素化合物による環境汚染及び健康被害に係る緊急措置事業要綱による医療費及びメチル水銀の健康影響による治療研究費		51	—
	児童福祉法による小児慢性特定疾病医療支援(法第19条の2関係)		52	—
	児童福祉法の措置等に係る医療の給付		53	—
	難病の患者に対する医療等に関する法律による特定医療(法第5条関係) ※本書においては以降、「難病法」と記載		54	—
	石綿による健康被害の救済に関する法律による医療費の支給(法第4条関係)		66	—

しっかり押えておきたい公費医療の基礎用語①

▪ 医療保険制度

国民の健康を保護するための社会保障制度のひとつ。75歳未満の国民を対象とした「健康保険制度」や75歳以上の高齢者と65歳以上の障害者が対象となる「後期高齢者医療制度」、特定の疾病や社会的弱者のための「公費負担医療制度」といった制度で構成されており、病気やケガをしたときに誰でも平等に医療を受けられる。

▪ 医療保険

公的医療保険と、民間保険会社による民間保険がある。公的医療保険には会社などで働く人とその家族が加入する職域保険（健康保険）と、それ以外の自営業者が加入する地域保険（国民健康保険）、75歳以上の高齢者が加入する後期高齢者医療制度があり、公費負担医療制度はこれらをベースに給付される。

▪ 保険適用外診療

公的医療保険が適用されない医療サービスのこと。自由診療ともいわれ、先端医療技術や美容整形など健康上の理由以外で行なわれる治療や、人間ドック、予防接種、歯の矯正、出産・妊娠に関わる医療などが含まれる。保険診療とともに保険適用外診療を受ける混合診療を行なうと、医療保険が適用されず、全額患者自己負担となる。

▪ 受給者証（医療証等）

公費負担医療制度の受給者証、地方単独医療費助成制度の医療証などの総称。医療証の提示がないと、治療費が全額自己負担になるほか、公費医療負担制度が利用できない。

▪ 保険者

保険料の徴収や保険給付を行なう、医療保険事業を運営する団体。地域保険（国民健康保険）の場合は市区町村又は各国保組合、後期高齢者医療制度の場合は各都道府県に設置された後期高齢者医療広域連合が保険者となる。会社などで働く人が加入する職域保険（健康保険）の保険者には、全国健康保険協会と健康保険組合などがある。

▪ 医療費

病気やケガをしたとき、医療機関や調剤薬局などで提供される診察・投薬・治療といった医療サービスの費用のこと。医療保険制度のおかげで、患者は原則、医療費の1〜3割を医療機関などの窓口で直接支払うだけで済む。一方、医療機関などは審査支払機関に診療報酬請求を行ない、残りの医療費分を診療報酬として支払いを受けている。

Chapter 2

公費負担医療とは

医療保険制度のおさらいをしたうえで、Chapter2から公費負担医療制度について学んでいきます。
制度の全体像、各種制度の概要、患者さんの自己負担と公費負担の割合など、制度の基本を抑えましょう。

公費負担医療のあらまし

特定の病気や患者の条件によって、患者が窓口で支払う医療費の一部または全額を国や自治体が負担する制度が公費負担医療制度です。医療保険に加え、複数の公費負担医療が絡むことから、「わかりづらい」というイメージがありますが、医療費を負担する優先順位を覚えればスムーズに理解ができます。

● 医療保険制度と公費負担医療制度の違い

制度の区分	主な財源	制度の対象者	根拠法令
医療保険	加入者の保険料	加入者とその家族	健康保険法など
後期高齢者医療	・加入者の保険料 ・被用者保険の支援金 ・国、地方自治体の交付金	75歳以上の人（寝たきりや障害者などは65歳以上）	高齢者医療確保法
公費負担医療	税金	各法律で定められた対象者	・生活保護法 ・感染症予防法 など

税金で賄われる医療

　公費負担医療制度は、国や自治体のお金＝公費により、医療費の一部または全額を負担する制度です。医療保険では被保険者が支払った保険料が財源でしたが、公費負担医療では、国や自治体の税金を財源としています。

　医療費が総額で10,000円かかったと仮定して、もっとも単純なパターンを47ページに2例示します。これを応用することで、レセプトの一部負担金欄の記載などが理解しやすくなるでしょう。

　まずは医療保険と公費負担医療を併用するパターン。7割（7,000円）を医療保険で負担し、残りの3割が患者負担となりますが、この患者負担分の3割（3,000円）の一部、または全額を公費が補てんする形になります。

　もうひとつが「公費単独」のパターン。

● 公費負担医療における公費負担の範囲

■ 公費併用（医療保険優先）の公費医療

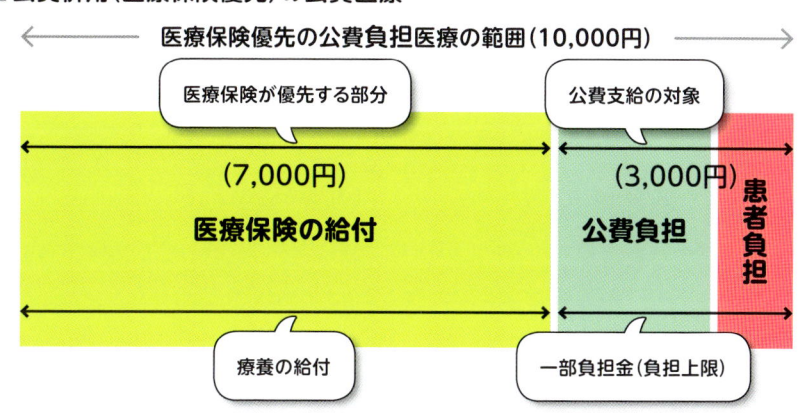

医療保険優先の公費負担医療の範囲（10,000円）

医療保険が優先する部分

公費支給の対象

（7,000円）
医療保険の給付

（3,000円）
公費負担

患者負担

療養の給付

一部負担金（負担上限）

■ 公費単独（公費優先）の公費負担医療（患者負担0円の場合）

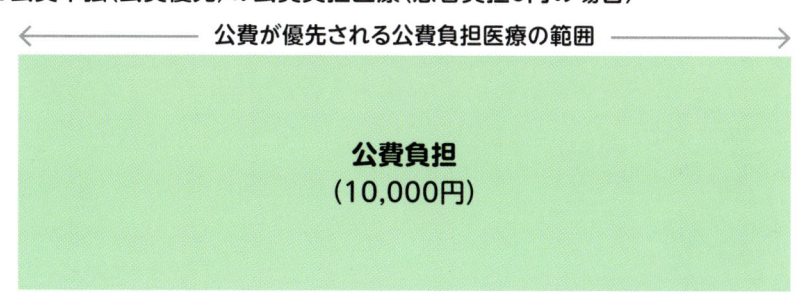

公費が優先される公費負担医療の範囲

公費負担
（10,000円）

医療保険への請求は発生せず、10,000円の医療費の全額を公費へ請求することになります。

医療機関が限定されるものも

身体障害者や戦傷病者への医療・福祉の提供や、保健衛生の観点から予防が必要な感染症などの予防・治療のために、公費負担医療制度は整備が進められてきました。

ただし、公費負担医療を受ける患者がどこの医療機関へ行っても同じ医療サービスを受けられるわけではありません。

公費負担医療制度のなかには、指定された医療機関や薬局でしか利用できないものがあります。窓口負担も医療費の一部であったり、月額上限が設定されていたりします。身近なものから覚えてキャリアアップを図りましょう。

受給者証の記載と異なる指定医療機関に患者が来院した！

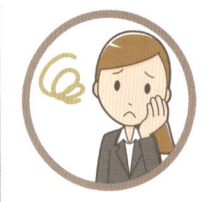

> 精神通院医療（→60ページ）の患者が、受給者証に記載のないクリニックに新患として受診にきました。窓口で保険証と公費負担医療制度の受給者証、自己負担上限額管理票を出されたのですが、受診を断るべきなのでしょうか？

患者さんの状況

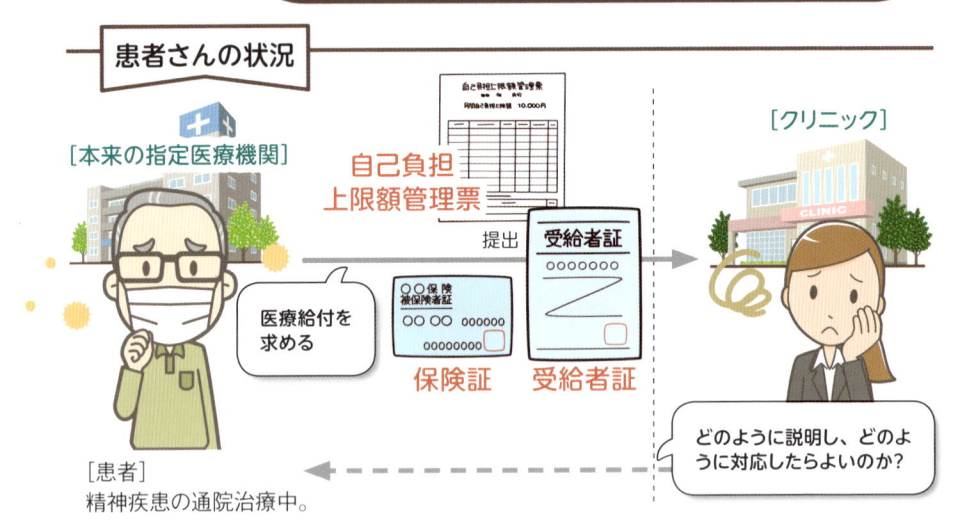

[本来の指定医療機関]

自己負担上限額管理票

提出

受給者証

医療給付を求める

保険証　受給者証

[クリニック]

どのように説明し、どのように対応したらよいのか？

[患者]
精神疾患の通院治療中。

指定医療機関を変えるか否か

　精神通院の公費負担医療の利用を申請する際、患者は利用を希望する指定医療機関名を書きます。その医療機関名は受給者証にも記載されることとなりますが、もしそこに勤務先の医療機関の名がなかったらどうしたらよいのでしょう。精神通院以外の診察であれば、公費負担医療制度は利用できず、3割の自己負担が発生することを伝えてください。

　公費対象の診察を希望されたら、医療機関を変える意思の有無を確認しましょう。変える意思があるときは、自治体の担当窓口に変更届けを出す必要があること、今回の医療費に限って3割の自己負担が発生することを伝えてください。

　患者に医療機関を変更する意思がないときは、指定された医療機関ではないため公費負担医療制度が利用できず、患者が自己負担3割を支払うことを説明しましょう。患者が医療機関の変更を希望し、すでに変更届けを提出している場合は、公費を申請日から適用できます。

● 確認したい2つの質問

> 受付時に精神通院医療の受給者証を受け取ったら、受給者証の指定医療機関名をまず確認し、診察目的を尋ねてください。

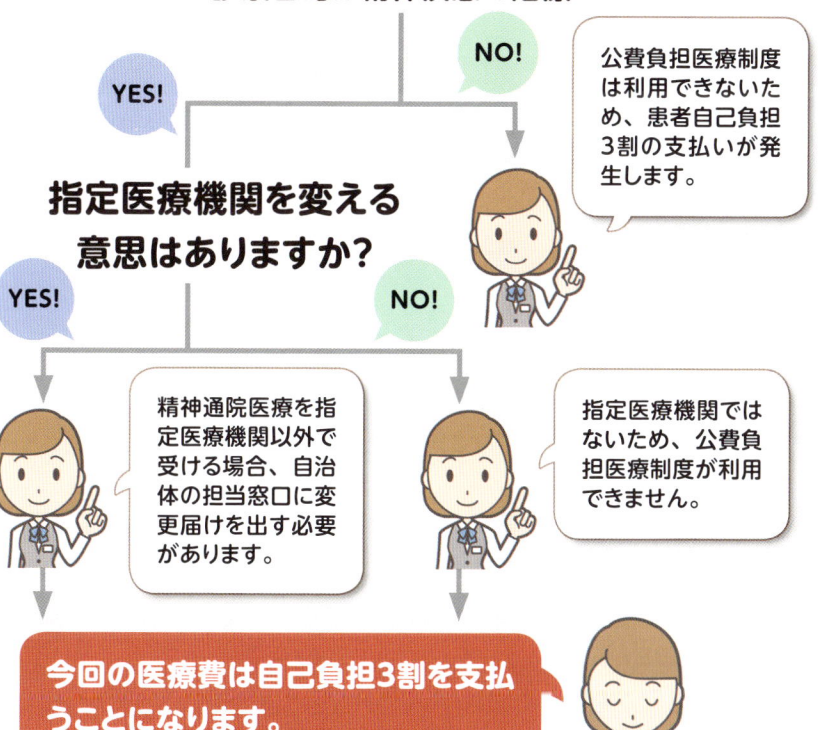

診察目的は精神疾患の治療?

YES!　**NO!**

> 公費負担医療制度は利用できないため、患者自己負担3割の支払いが発生します。

指定医療機関を変える意思はありますか?

YES!　**NO!**

> 精神通院医療を指定医療機関以外で受ける場合、自治体の担当窓口に変更届けを出す必要があります。

> 指定医療機関ではないため、公費負担医療制度が利用できません。

今回の医療費は自己負担3割を支払うことになります。

● 確認すべきこと

☐ 新規患者の受付の際は、受給者証の指定医療機関名をまず確認する。

☐ 診察目的に応じて公費が適用されないことを説明する。

☐ 患者が指定医療機関を変更する場合でも今回は3割の自己負担が発生することを伝える。

自立支援医療制度とは

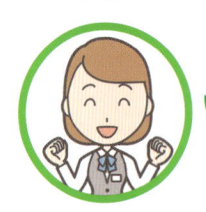

自立支援医療制度は心身の障害を取り除いたり症状改善を図ったりするための医療について、患者の負担を軽減するための制度です。もともと別々の法律で位置づけられていましたが、2006年に障害者自立支援法が誕生し、統合・再編されました。

3種類の扶助を押さえよう

これまで日本では、障害者福祉を身体障害・知的障害・精神障害の3つに区分して、法律や制度を整備してきました。

しかし、時代とともに制度が複雑になり、利用しにくいといった問題も生じたため、医療的ケアや地域生活・就労支援といった障害者福祉サービスを一元的に提供するべく誕生したのが、自立支援医療制度です。

自立支援医療制度には、精神疾患など を対象とした「精神通院医療」、身体障害者を対象とした「更生医療」、身体障害児を対象とした「育成医療」の3種類があります。

「精神通院医療」と「育成医療」は都道府県に、「更生医療」は市区町村に認定申請し、認定を受けた利用者が指定の自立支援医療機関で医療を受けた場合に、自立支援医療費が支給されます。

利用者の費用負担は、原則1割ですが、属する世帯の所得によって1カ月の負担上限額が設定されています。

● 自立支援医療の種類

	対象者
精神通院医療 （→60ページ）	精神保健福祉法第5条に規定する統合失調症などの精神疾患（→212ページ参照）を有する者で、通院による精神医療を継続的に要する者。
更生医療 （→68ページ）	身体障害者福祉法に基づき、身体障害者手帳の交付を受けた者で、その障害を除去・軽減する手術等の治療により確実に効果が期待できる18歳以上の者。
育成医療 （→68ページ）	身体に障害を有する児童で、その障害を除去・軽減する手術等の治療により確実に効果が期待できる18歳未満の者。

● 自立支援医療の自己負担額

自立支援医療の費用負担については、利用者の属する世帯の所得に応じて月ごとの負担上限額が決められています。

一定所得以下

生活保護世帯	生活保護 負担0円
市町村民税非課税（本人収入が80万円以下）	**低所得1** 負担上限月額 2,500円
市町村民税非課税（本人収入が80万円以上）	**低所得2** 負担上限月額 5,000円

中間所得層

市町村民税 3.3万円以下（所得割）	中間所得 負担上限月額 医療保険の自己負担限度	育成医療の経過措置	中間所得1 負担上限月額 5,000円	重度かつ継続（高額治療継続者）	中間所得層1 負担上限月額 5,000円
市町村民税 3.3万円以上23.5万円以下（所得割）			中間所得2 負担上限月額 10,000円		中間所得層1 負担上限月額 10,000円

一定所得以上

市町村民税 23.5万円以上（所得割）	一定所得以上の公費負担の対象外 医療保険の負担割合・負担限度額		一定所得以上（重継）負担上限月額 20,000円

公費負担医療の4分野

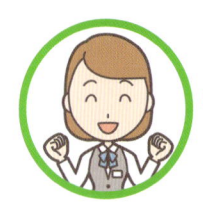

公費負担医療制度の内容は、大きく4つに分類されます。全分野に共通するのは、「特別な保護が必要な人」であること。ここでは、どのような制度があるか、まず押さえておきましょう。

公費負担医療制度には4分野がある

公費負担医療制度には、主に「公衆衛生的医療」「社会福祉的医療」「研究的医療」「国家補償的医療」の4分野があります。

いずれも社会的弱者の救済や、難病の治療・研究などを目的とした法律に基づき、対象者の条件や給付内容の詳細が決められています。

どの分野の公費負担医療制度も、助成申請には医師の診断書が必要となります。審査が通って認可を受けた患者は、患者票や医療券、療養券を（指定）医療機関・薬局に持参し、公費を受けながら医療を受けることになります。

ただし、これらは国が運営する制度であり、ほかに自治体が独自に運営する公費負担医療（助成制度）もあります。こちらは地域ごとに対象者や患者の自己負担割合が異なるなど、複雑です。

勤務先の自治体のホームページで確認してみるといいでしょう。

● 公費負担制度の種類

公衆衛生的医療
疾病の予防や寿命を延長することによって、身体的・精神的健康と能率の増進をはかるもの。

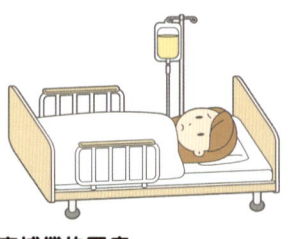

社会福祉的医療
様々な問題や困難をかかえる人々の生活を整え、その人の自立をサポートしていくもの。

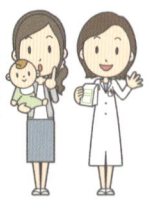

国家補償的医療
戦争における病気やけが、公害や薬害などの健康被害といった、国家に責任がある医療に対するもの。

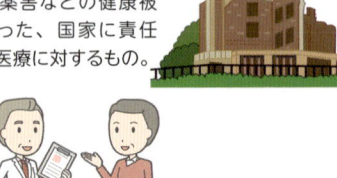

研究的医療
原因や治療法が明らかでない疾病について、治療費・研究費という名目で国が医療費を助成するもの。

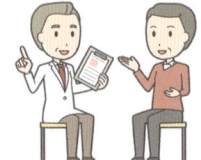

● 主な公費負担医療制度一覧

法別番号	法律名等	種別	証明書名称	分野
10	感染症予防法	一般患者（37条の2）	患者票	公衆衛生的医療
11		命令入所（37条）	命令入所患者票	
21	障害者総合支援法	精神通院医療	患者票	
20	精神保健福祉法	措置入院	—	
12	生活保護法	医療扶助	医療券	社会福祉的医療
15	障害者総合支援法	更生医療	更生医療券	
16		育成医療	育成医療券	
17	児童福祉法	療育医療	療育券	
53		児童保護措置	受診券	
23	母子保健法	養育医療	養育医療券	
51	特定疾患治療（難病）	治療研究	医療券	研究的医療
52	小児慢性特定疾患	治療研究		
54	難病法	治療研究		
13	戦傷病者特別援護法	傷病者医療	療養券	国家補償的医療
14		更生医療	更生医療券	
18	原子爆弾被爆者援護法	認定疾病医療	被爆者健康手帳	
19		一般疾病医療		

公費負担医療の種類①
公衆衛生的医療

「公衆衛生的医療」に含まれる公費負担医療制度は、病気の予防や、治療によって身体的・精神的な健康増進を図ることを目的とした法律で定められたものです。どのような制度が含まれているかを確認しましょう。

強制力を持つ公費負担医療

公衆衛生的医療に含まれるのは、①感染症予防法、②障害者総合支援法（通院医療）、そして③精神保健福祉法（措置入院）という3つの法律に基づく公費負担医療制度です。

具体的には、結核の治療やペスト、エボラ出血熱などの一類感染症、ジフテリアなどの二類感染症に感染した人の入院治療費、精神障害者の医療・保護・社会復帰の促進などを目的とした通院・入院医療費が公費負担の対象となります。さ

らに、新しい感染症に罹患（りかん）した場合も入院治療費が公費負担の対象になります。

公衆衛生的医療に含まれる公費負担医療の特徴は、強制力がある点です。①では感染症の蔓延が、②③では自分自身や他人に危害や迷惑を及ぼす可能性が認められた場合、行政機関が強制的に治療や検査、入院を命令することができます。

医療費の負担については、基本的に医療保険優先が原則。公費負担医療の対象となる治療を行なった場合、自己負担分の一部または全部を、公費が補うことになります。

● 感染症予防法の概要

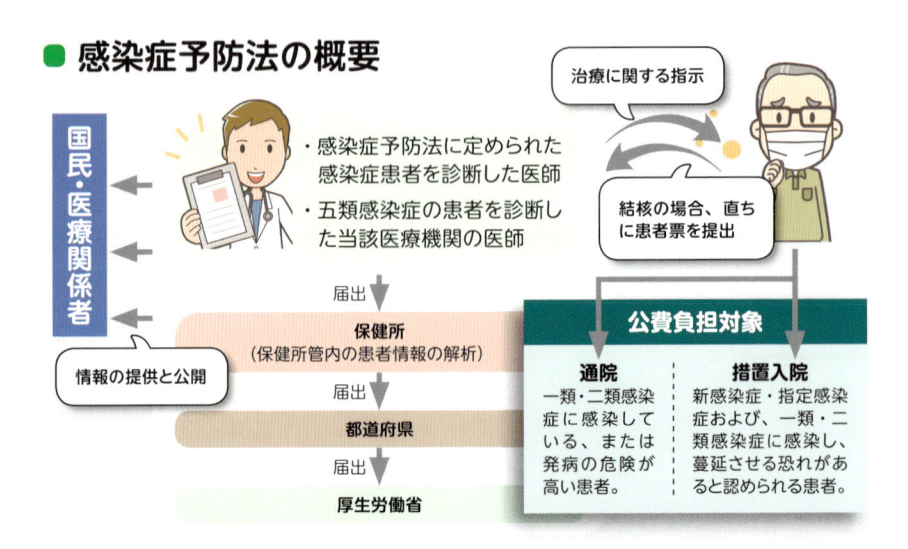

治療に関する指示

・感染症予防法に定められた感染症患者を診断した医師
・五類感染症の患者を診断した当該医療機関の医師

結核の場合、直ちに患者票を提出

国民・医療関係者

情報の提供と公開

届出

保健所
（保健所管内の患者情報の解析）

届出

都道府県

届出

厚生労働省

公費負担対象

通院
一類・二類感染症に感染している、または発病の危険が高い患者。

措置入院
新感染症・指定感染症および、一類・二類感染症に感染し、蔓延させる恐れがあると認められる患者。

● 障害者総合支援法における支給決定のプロセス

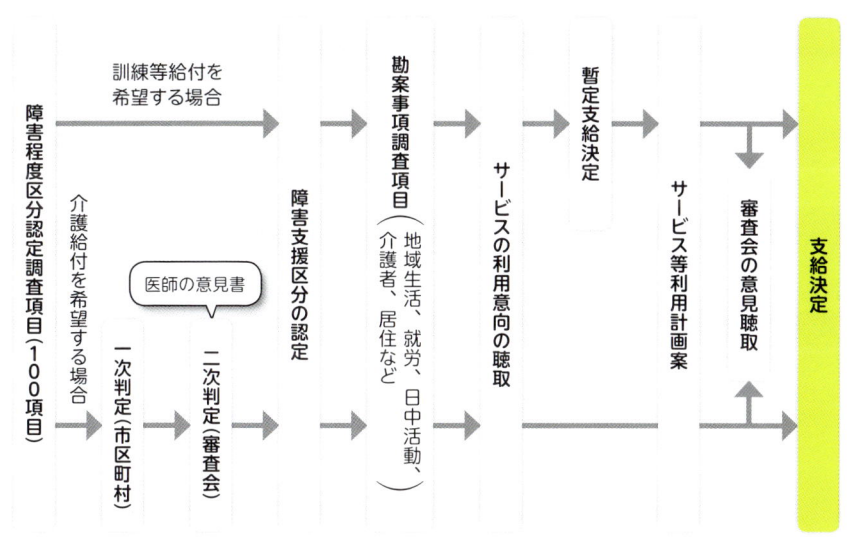

出典：厚生労働省ホームページ

● 精神保健福祉法制度のしくみ

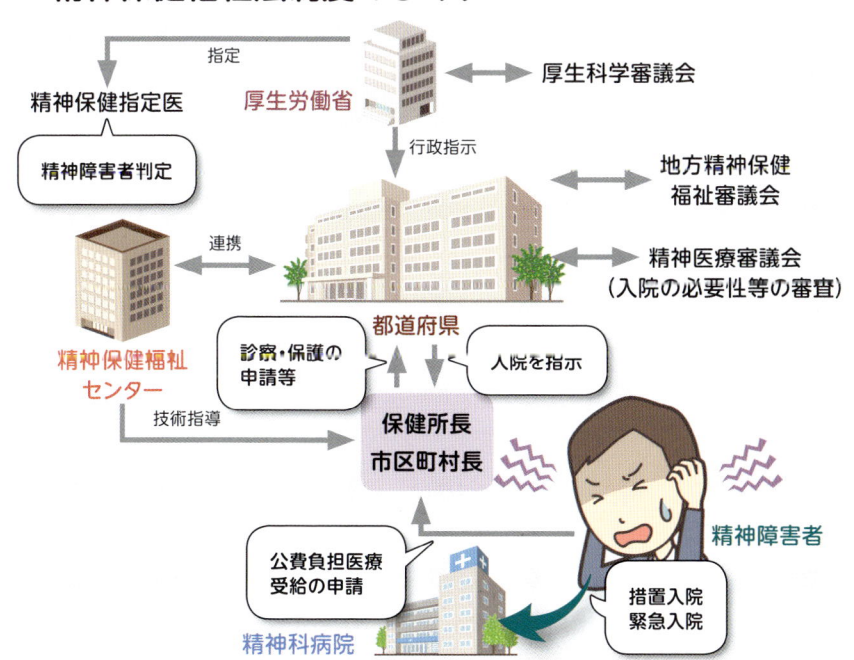

結核医療費公費負担制度

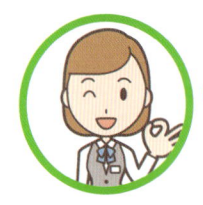

結核と診断された患者が安心して治療を受けられることと、感染拡大を防ぐことを目的とした公費負担医療制度です。かつては結核予防法に定められていましたが、現在は感染症予防法によって公費が運用されています。

● 結核医療の運用

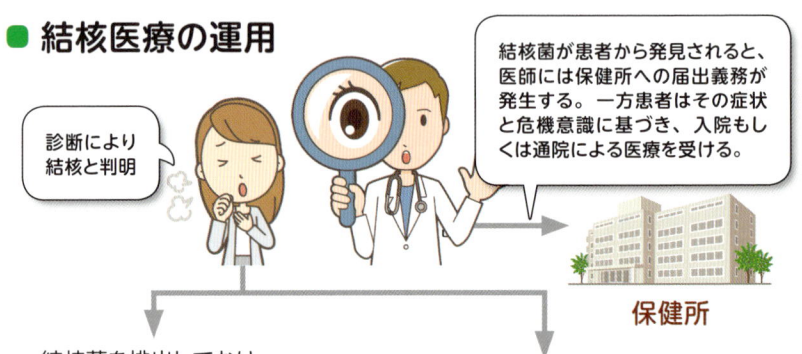

結核菌が患者から発見されると、医師には保健所への届出義務が発生する。一方患者はその症状と危機意識に基づき、入院もしくは通院による医療を受ける。

診断により結核と判明

保健所

結核菌を排出しており、蔓延させる可能性が高い。

結核菌が陰性で発病の危険が高いものの、治療の継続および感染拡大の防止の重要性を理解している。

入院勧告
※従わない場合は入院措置となる。

一般医療

入院医療と外来医療の違い

　結核菌が体内に入ることによって咳、痰、発熱、呼吸困難等、風邪のような症状が出る結核は、毎年約18,000人が罹患している感染症です。リンパ節、骨、脳など肺以外の臓器が冒されることもあり、次第に衰弱して死に至るため、かつては「不治の病」と恐れられていました。

　咳やくしゃみなどによって、空気中に結核菌が飛び散り、人から人へ感染するため、人口密度の高い大都市で罹患率が高い傾向にあります。そうした感染症の予防を目的とした結核医療費公費負担制度では、結核と診断された患者をきちんと治療するために医療費を助成します。入院勧告（法別番号11）は、患者に「排菌」が認められ、他人への感染の可能性がある場合に適用され、勧告に従わない場合は「入院措置」となります。医療費は原則的に医療保険優先で患者負担の全額を公費が負担します。

　「排菌」が認められない患者は、外来通院によって治療することになり、その場合も医療保険優先で、自己負担が0.5割と定められ、公費が2.5割を負担します。

● 結核医療の公費負担

[1] 入院勧告　**法別:11**

肺結核、肺外結核に感染し、かつ蔓延させる恐れがあると認められる者が給付対象となる。

給付内容	健康保険による給付内容及び移送
提示書類等	患者は医療機関に保険証、患者票を提示する
届出義務	医師は受診者を結核と診断した場合、ただちに保健所に届け出る
医療機関	指定医療機関

■ 負担割合

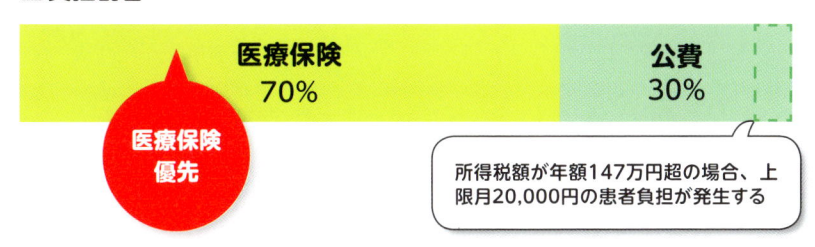

| 医療保険 70% | 公費 30% |

医療保険優先

所得税額が年額147万円超の場合、上限月20,000円の患者負担が発生する

[2] 適正医療（外来）　**法別:10**

肺結核、肺外結核に感染するも排菌が陰性であり、発病の危険が高い者。かつ感染拡大防止の重要性を理解し、治療の継続と他者への感染の防止が可能と判断される者が給付の対象となる。

給付内容	結核治療（化学療法／外科的療法及びこれに必要な処置その他の治療並びに医療機関への入院など）
提示書類等	患者は医療機関に保険証、患者票を提示する
届出義務	医師は受診者を結核と診断した場合、ただちに保健所に届け出る
医療機関	指定医療機関

公費で25%が助成され、患者負担は5%となる

■ 負担割合

| 医療保険 70% | 公費 25% |

医療保険優先

患者負担 5%

感染症予防法

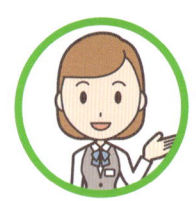

感染症予防法（感染症の予防及び感染症の患者に対する医療に関する法律）は、感染すると重篤な症状を引き起こす病気や、蔓延の可能性がある病気を指定し、その治療や入院に対して公費を給付します。

感染症予防法の負担割合

感染症として113（2019年3月現在）の疾患が指定されていますが、公費が負担するのは、①新感染症、指定感染症の患者に対する医療（法別番号29）、②一類・二類感染症の患者に対する医療（法別番号28）、③結核に対する医療費（法別番号10・11）の法別で4つ。

①は下記の図にある指定感染症と、すでに知られている感染症と明らかに異なる疾病で、なおかつ人から人へ伝染し、感染した場合の症状が重篤となる新感染症がその対象となります。

ともに法律で規定する措置の一部、またはすべてを準用しなければ、国民の生命および健康に重大な影響を与える恐れがあるものであり、医療費は公費優先で全額を公費が負担します。

一方②は、下図にある一類（エボラ出血熱、痘そうなど）、二類（急性灰白髄炎、ジフテリアなど）の感染症が対象。医療費の負担は医療保険優先で、所得に応じて患者の自己負担が発生する場合もありますが、自己負担分を公費として請求するケースが一般的です。

● 感染症予防法の対象となる疾患

新感染症	現在、対象となる感染症は定められていない。
指定感染症	すでに知られている感染性の疾病（一・二・三類感染症および新型インフルエンザ等感染症を除く）であって政令で定めるもの。
一類感染症	エボラ出血熱、クリミア・コンゴ出血熱、痘そう(天然痘)、南米出血熱、ペスト、マールブルグ病、ラッサ熱
二類感染症	急性灰白髄炎、ジフテリア、重症急性呼吸器症候群（SARSコロナウイルスに限る）、結核、鳥インフルエンザ(H5N1、H7N9)、中東呼吸器症候群(MERSコロナウイルスに限る)
三類感染症	腸管出血性大腸菌感染症、コレラ、細菌性赤痢、腸チフス、パラチフス

● 原則患者負担がゼロとなる感染症法

給付内容	健康保険による給付内容
提示書類等	患者は医療機関に保険証等を提示する
届出	一～四類感染症の患者、疑似症患者、無症状病原体保有者については、ただちに感染原因・感染経路・地域・感染者氏名、職業等を保健所に届け出る。五類感染症のうち、定点把握対象の疾患は指定医療機関、全数把握の対象となる18疾患については、全医療機関が7日以内に最寄りの保健所に届け出る
医療機関	指定医療機関

[1] 新感染症と指定感染症　法別:29

人同士の間で伝染すると認められる疾病で、すでに知られている感染症の疾病とは明らかに異なり、病状の程度が重篤で、その蔓延により国民の生命や健康に重大な影響を与える恐れがある感染症が「新感染症」。一方、すでに知られている感染症で、法律で規制する措置のすべて、または一部を準用しなければ国民の生命や健康に重大な影響を与える恐れがある感染症が「指定感染症」である。

■ 負担割合

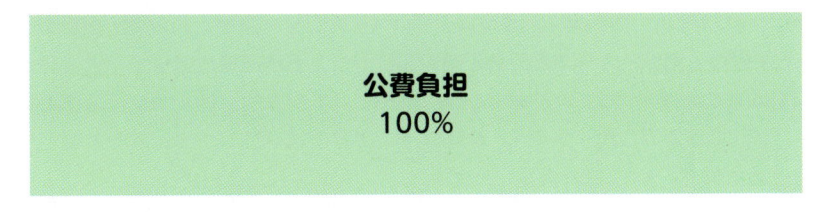

公費負担
100%

[2] 一類・二類感染症　法別:28

一類感染症はエボラ出血熱、痘そう（天然痘）など。二類感染症はジフテリアなど。

■ 負担割合

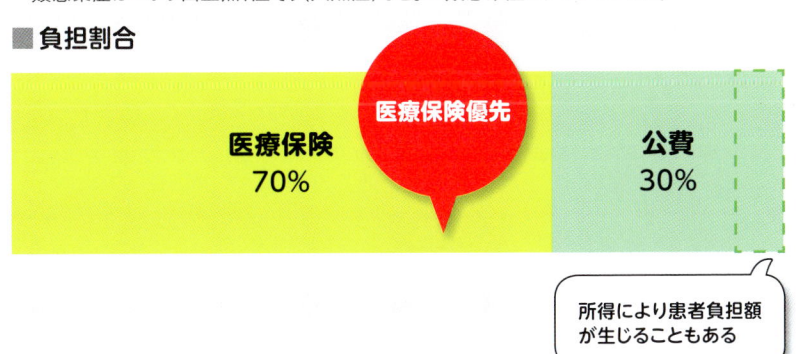

医療保険優先

医療保険
70%

公費
30%

所得により患者負担額が生じることもある

障害者総合支援法（精神通院医療）

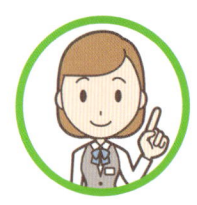

障害者の自立と社会参加促進を目的に誕生したのが、障害者総合支援法です。てんかんを含む、精神疾患での通院が必要な患者に対し、医療費の一部を公費から拠出して患者の負担を軽減し、継続的な治療が受けられるようにすることを目的とします。

幅広い症状が対象

精神疾患は一度罹患すると長期的な治療が必要となるケースが多く、症状によっては働けなくなるなど、経済的負担が心配される病気のひとつです。

障害者総合支援法の精神通院医療（法別番号21）が対象とするのは、下図にある9つの精神障害。気分障害（躁鬱病、鬱病）や統合失調症、ストレス関連障害、てんかんといった疾患が含まれています。対象症状は気分の沈みや多弁・多動、衝動行為、暴力、食行動の異常、幻覚、妄言などと幅広く、患者が安心して継続的な治療を受けられるよう、配慮されているのが特徴です。ただし、複数の診療科がある医療機関の場合などでは、該当する精神疾患以外の治療が対象外となるので、注意が必要です。

制度を利用すると、医療保険が優先されたうえで原則2割が公費負担となり、患者負担は医療費の1割となります。ただし、世帯所得に応じて上限月額が設定されています。加えて、自治体ごとの医療費助成制度もあり、患者の負担額はその都度変化します。

● 自立支援医療（精神通院）の対象となる精神障害・状態像

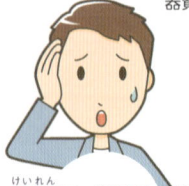

知能障害
精神遅滞、認知症

幻覚妄想状態
統合失調症、
妄想性障害など

精神運動興奮及び昏迷の状態
統合失調症、
症状性を含む
器質性精神病など

統合失調症等残遺状態
統合失調症など

躁および抑鬱状態
気分（感情）障害、
統合失調感情障害など

情動及び行動の障害
成人の人格及び
行動の障害、精神遅滞など

精神作用物質の乱用及び依存
精神作用物質の有害な
使用、精神病性障害など

痙攣及び意識状態
てんかん、解離性障害など

不安及び不穏状態
統合失調症、ストレス関連
障害、身体表現性障害など

● 精神通院医療の公費負担　法別:21

統合失調症、知的障害、精神疾患などを有する精神障害者及びてんかんを有する者が対象となる。

給付内容	医療保険を優先適用し、自己負担額（原則1割）を控除した額が給付される
提示書類等	患者は医療機関に保検証、受給者証、自己負担上限額管理票を提示する
医療機関	指定自立支援医療機関（精神通院医療）

■ 負担割合

精神通院医療では、てんかんを含む精神疾患で通院による医療を続ける人に、医療費の一部を給付する。

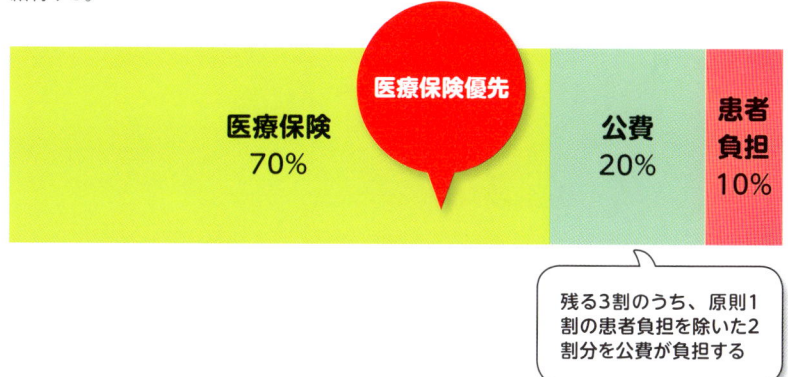

医療保険優先

医療保険 70%　公費 20%　患者負担 10%

残る3割のうち、原則1割の患者負担を除いた2割分を公費が負担する

● 更生医療・精神通院医療の自己負担上限額一覧

生活保護世帯	市町村民税非課税かつ本人収入80万円以下	市町村民税非課税かつ本人収入80万円以上	市町村民税3万3,000円未満	市町村民税3万3,000円以上23万5,000円未満	市町村民税23万5,000円以上
0円	2,500円	5,000円	上限なし（医療保険の自己負担限度額）		公費負担医療の対象外
			重度かつ継続（高額治療継続者）		
			5,000円	10,000円	20,000円

精神保健福祉法

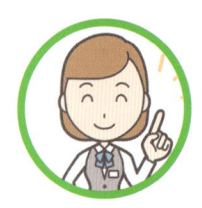

自分自身を傷つけたり、他人に害を及ぼしたりする恐れのある精神障害者に対し、行政が強制的に入院や保護を行ない、社会復帰や自立に向けた支援をする措置入院の費用を給付するのが、精神保健福祉法です。

● 精神保健及び精神障害者福祉に関する法律と医療機関

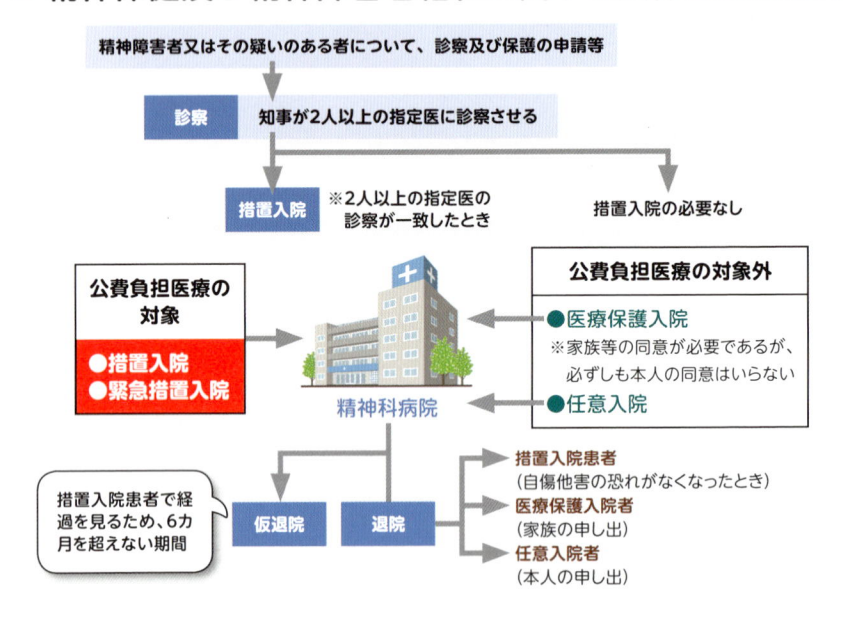

精神障害者又はその疑いのある者について、診察及び保護の申請等

診察 知事が2人以上の指定医に診察させる

措置入院 ※2人以上の指定医の診察が一致したとき

措置入院の必要なし

公費負担医療の対象
- ●措置入院
- ●緊急措置入院

精神科病院

公費負担医療の対象外
- ●医療保護入院
  ※家族等の同意が必要であるが、必ずしも本人の同意はいらない
- ●任意入院

措置入院患者で経過を見るため、6カ月を超えない期間

仮退院 **退院**

措置入院患者
（自傷他害の恐れがなくなったとき）
医療保護入院者
（家族の申し出）
任意入院者
（本人の申し出）

自傷他害の危険を防ぐ公費

統合失調症、精神作用物質による急性中毒、またはその依存症、知的障害などの精神疾患では、自傷他害の症状が出る場合もあります。精神保健福祉法は、そうした人の強制的な入院や保護をした後の「措置入院」に対し、公費を給付する制度です。

医療保険優先で、患者負担が全額公費負担となるため、一般的には医療保険7割、公費3割となります。本人や配偶者、及び生計をひとつにする扶養義務者の所得税額が147万を超える場合は、月額20,000円までの患者負担となります。

指定医療機関や警察への通報・連絡を経て、行政が命令するといった形で利用されることが多いため、精神保健福祉法の公費請求が発生するのは精神科の入院設備が整った医療機関となります。

● 精神保健福祉法の公費負担 `法別:20`

自傷他害の恐れのある精神障害者に対して、その後の社会復帰や自立までを援助するのが、精神保健福祉法の公費負担医療である。

通報後の措置としては、入院措置及び緊急措置入院、任意入院、医療保護入院、応急入院があり、措置入院及び緊急措置入院が公費負担の対象となる。

給付内容	健康保険による給付内容及び移送
提示書類等	患者は医療機関に保険証、患者票を提示する(医療機関が市区町村に措置入院の通知書等各種書類を提出する)
届出	一般の通報や連絡による
医療機関	指定医療機関

■ 負担割合

精神保健福祉法の公費負担では、医療保険による給付を受けることができる者に対して、その給付の限度において一部自己負担の対象となるケースがある。

措置入院患者の自己負担額は、当該患者並びにその配偶者、もしくは当該患者と生計を一にする扶養義務者の前年分の所得税額を基礎として決定される。

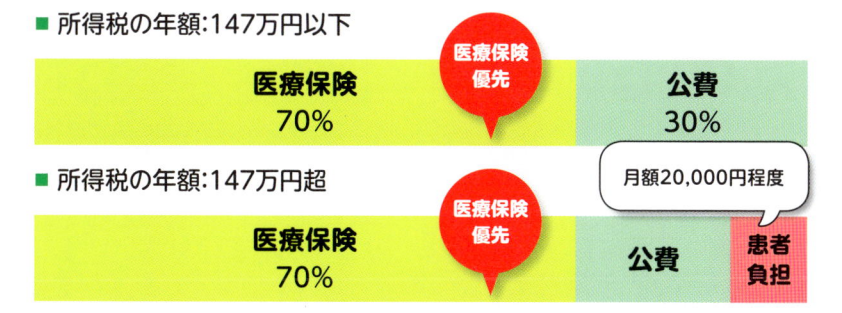

Column

指定通院医療の指定要件

精神疾患などにより心神喪失状態で殺人や放火、強盗、傷害といった重大な犯罪を起こした人が、不起訴処分や無罪判決を下されたのちに通院する厚生労働大臣指定の医療機関が、指定通院医療機関です。

同医療機関には、検察官より申し立てを受け、鑑定入院医療機関による鑑定入院の結果、地方裁判所が通院決定を出した人、または指定入院医療機関からの退院許可を受けた人が通院し、保護観察所の社会復帰調整官が中心となって作成する処遇実施計画に基づいて、原則として3年間医療を受けます。

公費負担医療の種類②
社会福祉的医療

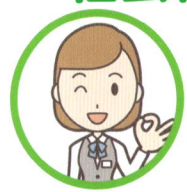

さまざまな問題や困難を抱える社会的弱者に対し、医療費を助成する公費負担医療制度が「社会福祉的医療」です。生活保護法、障害者総合支援法（更生医療・育成医療）、児童福祉法、母子保健法が含まれています。

自治体ごとの助成もある公費

①生活困窮者を対象とした生活保護法、②18歳未満の児童に対する児童福祉法、③乳幼児や母親の健康指導を目的とした母子保健法、④社会参加や自立した生活をサポートする障害者総合支援法に基づいた公費負担医療制度が、社会福祉的医療の全容です。

いずれも社会的弱者の救済を目的としており、このほかにも、子育て世帯の経済的負担を軽減するために子どもの医療費を負担する子ども医療費助成制度や、障害者の治療費を給付する助成制度が自治体ごとに定められています。

④については、更生医療（→68ページ）、育成医療（→68ページ）、児童福祉法（→70ページ）と法別番号が異なる3つの公費負担医療制度があるので、詳細は後述しますが、原則的に社会福祉的医療は医療保険を優先し、生活保護については、さらにほかの公費を優先させ、最少額を負担するようになります。

自治体ごとにある独自の助成制度については、勤務地の自治体のホームページなどで確認しておきましょう。

● 社会福祉的医療の種類

●生活保護法 `法別:12`
健康で文化的な最低生活を国民の権利として保障し、公私の扶助を受けずに自立した社会生活に対応できるよう助成する。

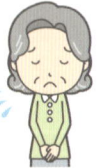

●障害者総合支援法 `法別:16`
障害者の心身の障害の状態の軽減を図り、自立した日常・社会生活を営むことができるよう支援する。

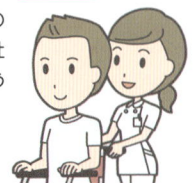

●児童福祉法 `法別:53`
児童を心身ともに健やかに育成し、心身障害の発生の防止に努める。

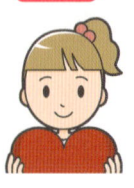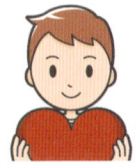

●母子保健法 `法別:23`
母性並びに乳幼児の健康の保持および増進を図る。

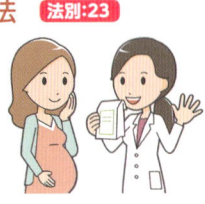

● 社会福祉的医療の目的と種類

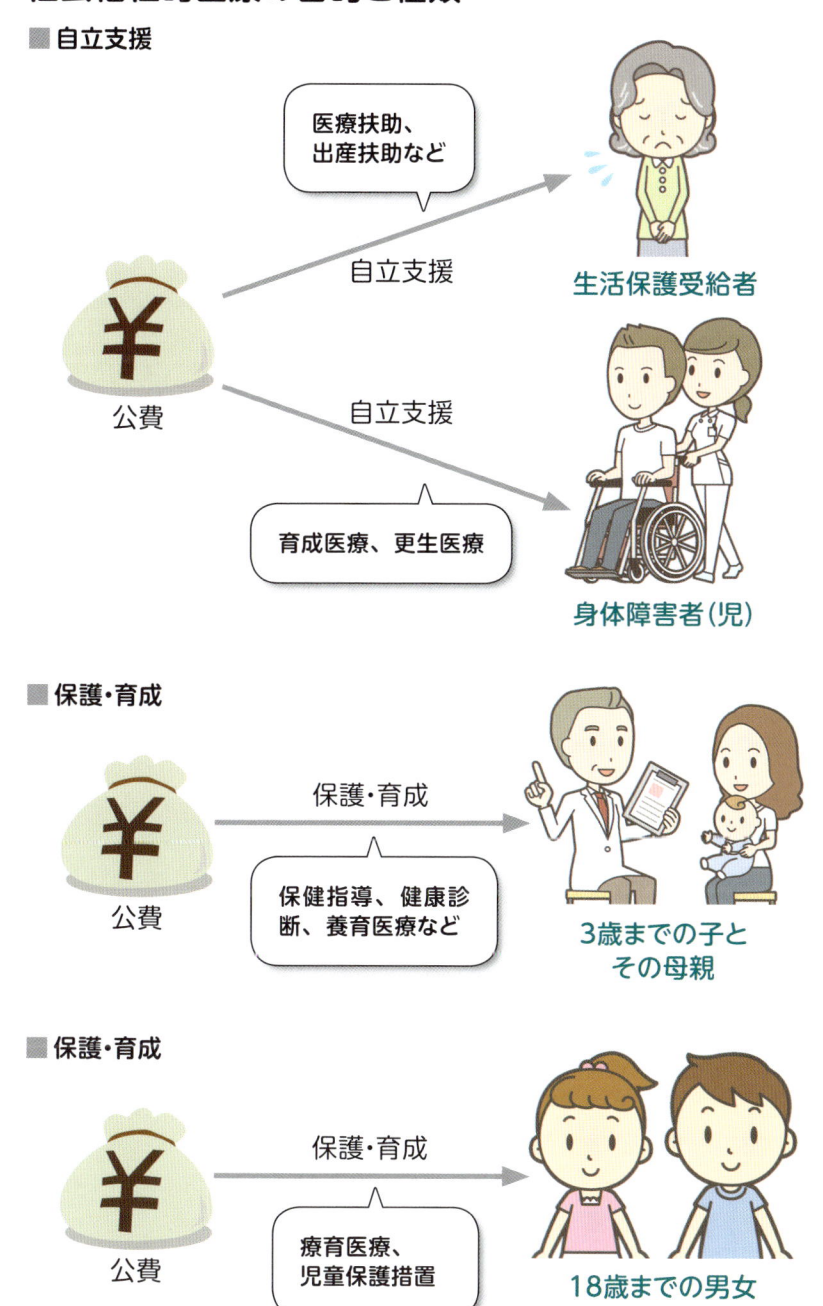

■ 自立支援

医療扶助、出産扶助など

自立支援 → 生活保護受給者

公費

自立支援 → 身体障害者（児）

育成医療、更生医療

■ 保護・育成

保護・育成 →

公費

保健指導、健康診断、養育医療など

3歳までの子とその母親

■ 保護・育成

保護・育成 →

公費

療育医療、児童保護措置

18歳までの男女

生活保護法

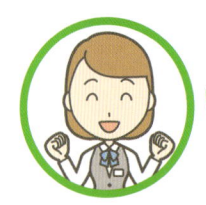

国民が生活に困ったとき、最低限の生活を維持するために必要なサービスを給付するためにあるのが、生活保護法です。公費負担医療制度では、医療扶助（法別番号12）という形で、医療を受ける権利を保障しています。

● 生活保護制度の受給資格

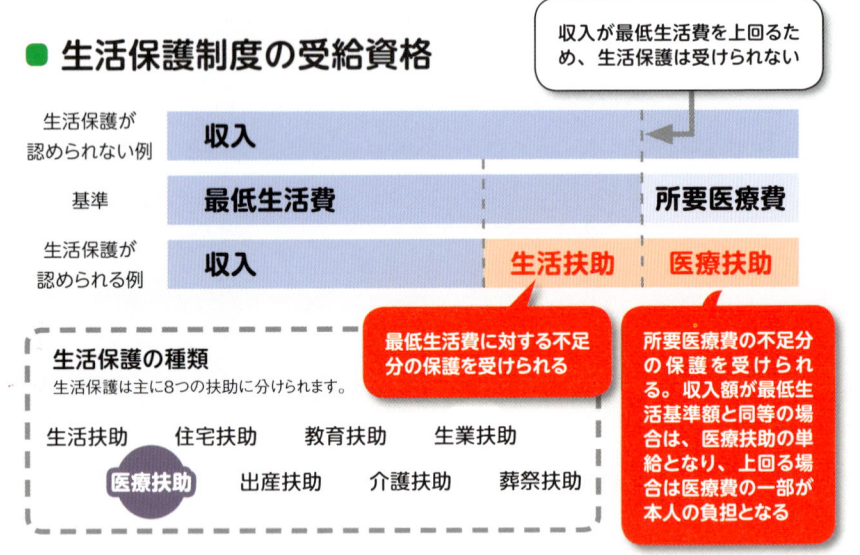

収入が最低生活費を上回るため、生活保護は受けられない

生活保護が認められない例	収入		
基準	最低生活費		所要医療費
生活保護が認められる例	収入	生活扶助	医療扶助

生活保護の種類
生活保護は主に8つの扶助に分けられます。

生活扶助　　住宅扶助　　教育扶助　　生業扶助
医療扶助　　出産扶助　　介護扶助　　葬祭扶助

最低生活費に対する不足分の保護を受けられる

所要医療費の不足分の保護を受けられる。収入額が最低生活基準額と同等の場合は、医療扶助の単給となり、上回る場合は医療費の一部が本人の負担となる

窓口負担はない生活保護

　生活保護法は憲法に定められている国民の生存権を保障するためのもので、「最低限の生活」と「自立助長」を目的としています。生活扶助、住宅扶助、教育扶助、医療扶助など8種の扶助があり、世帯の状況に応じて「最低生活費」を算定。扶助を組み合わせて給付されています。

　生活保護受給者は、職域保険（被用者保険）には加入できますが、地域保険（国民健康保険）に加入できません。一般的に、病気や障害などによって働けなく

なったために受給する人が多いので、生活保護受給者の多くが医療扶助の給付を受けています。

　医療保険と同一水準の医療サービスが原則として現物給付となります。生活保護受給者が医療機関を受診した際には窓口での自己負担はありません。ほかの公費負担医療制度を同時に利用している場合は、それらを適用した残りの医療費を、生活保護に請求することになります。

　生活保護受給者が医療機関を受診するには、自治体や福祉事務所が発行する医療券が必要となります。

● 生活保護法による公費負担医療　法別:12

生活保護法に基づく医療扶助において、各種医療保険とその他の公費負担医療制度が生活保護法に優先するため、患者の自己負担分にのみ適用されるのが原則である。

給付内容	健康保険による給付内容及び移送
提示書類等	患者は医療機関に生活保護の医療券を提出する（福祉事務所から送られて来ることが多い） ※[3]の場合は、難病の受給者証を、[4]の場合は結核の患者票を提示する
医療機関	指定医療機関

■ 負担割合

[1]公費（生活保護）と医療保険（職域保険）の併用　法別:12

医療保険が適用される場合は、それが優先され、残った患者負担分が医療扶助の対象となる。

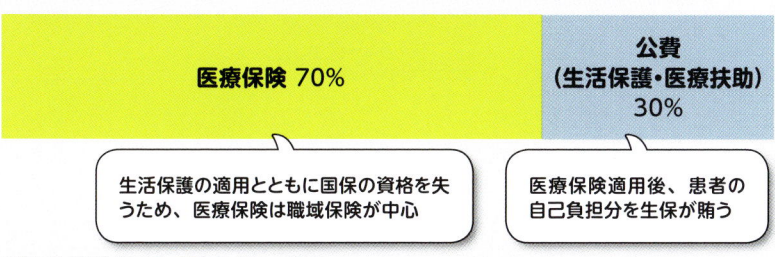

医療保険 70%

公費（生活保護・医療扶助）30%

> 生活保護の適用とともに国保の資格を失うため、医療保険は職域保険が中心

> 医療保険適用後、患者の自己負担分を生保が賄う

[2]全額公費（生保）負担の場合

ほかの公費負担医療が適用されない場合、全額が医療扶助の対象となる。

公費（生活保護・医療扶助）100%

[3]他の公費（難病法）が適用される場合

生活保護を受けていても、全額公費負担の指定難病の助成を受けていると、生活保護に優先して適用される。

公費（難病法）100%

> 総額から医療保険とその他の公費の支給額を引いた額が医療扶助の対象となる

[4]医療保険＋ほかの公費（感染症法）＋公費（生活保護）の場合

医療保険とほかの公費が優先され、残った分が医療扶助の対象となる。

医療保険 70%

> 同じ公費でもほかの公費が優先される

公費（感染症法・結核）25%

公費（生保）5%

障害者総合支援法（更生医療・育成医療）

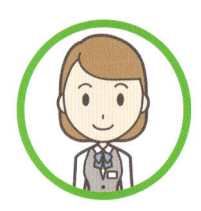

障害者の自立と社会参加促進を目的とした障害者総合支援法には、身体障害者を対象にした公費負担医療制度もあります。手術などの治療によって障害の除去・軽減が認められる場合、医療費の一部が給付されます。

● 障害福祉サービスの体系

更生医療および育成医療の公費負担は、障害者および障害者（児）が能力と適性に応じて自立した社会生活を営むことができるようにすべく、総合的な自立支援の一環として運用されています。

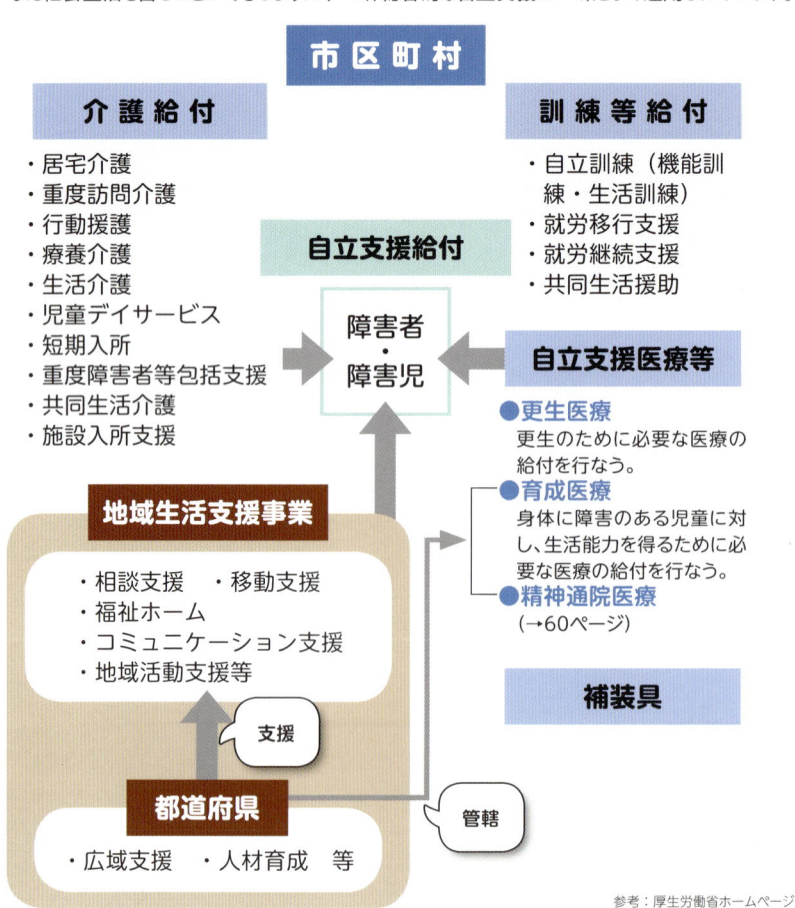

市区町村

介護給付
・居宅介護
・重度訪問介護
・行動援護
・療養介護
・生活介護
・児童デイサービス
・短期入所
・重度障害者等包括支援
・共同生活介護
・施設入所支援

訓練等給付
・自立訓練（機能訓練・生活訓練）
・就労移行支援
・就労継続支援
・共同生活援助

自立支援給付

障害者・障害児

自立支援医療等
●**更生医療**
更生のために必要な医療の給付を行なう。
●**育成医療**
身体に障害のある児童に対し、生活能力を得るために必要な医療の給付を行なう。
●**精神通院医療**
（→60ページ）

補装具

地域生活支援事業
・相談支援　・移動支援
・福祉ホーム
・コミュニケーション支援
・地域活動支援等

支援

都道府県
・広域支援　・人材育成　等

管轄

参考：厚生労働省ホームページ

公費負担は2割

　障害者総合支援法の公費負担医療には、60ページでも触れた精神通院医療（法別番号21）のほかに、社会福祉的医療として更生医療（法別番号15）と育成医療（法別番号16）があります。

　この2つは身体障害者を対象としたもので、更生医療は身体障害者福祉法に基づいて身体障害者手帳の交付を受けた人が、その障害を除去・軽減できる治療に対して適用されます。対象となる疾患は、視覚・聴覚・肢体不自由、心臓機能障害、腎臓機能障害、人工透析など。

　育成医療は、更生医療の子ども版です。身体に障害がある18未満の子どもを対象としており、更生医療同様、障害の除去・軽減が見込まれる手術などの治療に対して給付されます。ともに7割を医療保険が負担し、原則1割の自己負担額を引いた残りの医療費を公費が補います。ただし、所得に応じて患者負担に月額上限額が設定されるので、上限額に達した以降はその月の窓口負担はありません。

● 自立支援医療と公費負担

[1] 自立支援医療（更生医療）　法別:15

身体障害者手帳を持つ満18歳以上の者で、福祉事務所が認めた者が対象。確実な医療の効果が期待できるものに限る。

給付内容	医療保険を優先適用し、原則1割の自己負担額を控除した額が給付される
対象疾患	視覚・聴覚・平衡機能障害、肢体不自由、心臓機能障害、腎臓機能障害、小腸機能障害、肝臓機能障害など
提示書類等	保険証、自立支援医療（更生医療）受給者証、自己負担上限額管理票
医療機関	指定自立支援医療機関

[2] 自立支援医療（育成医療）　法別:16

障害のある児童（18歳未満）、又は現存する疾患がその障害や疾患に係る医療を行なわないと、将来障害を残すとみられる児童が対象となる。

給付内容	医療保険を優先適用し、原則1割の自己負担額を控除した額が給付される
対象疾患	視覚・聴覚・平衡機能障害、肢体不自由、心臓機能障害、腎臓機能障害、小腸機能障害、肝臓機能障害など
提示書類等	保険証、自立支援医療（育成医療）受給者証、自己負担上限額管理票
医療機関	指定自立支援医療機関

■ 負担割合

原則10%を徴収。ただし、患者が属する世帯の所得に応じ自己負担上限月額が異なる

医療保険 70%	医療保険優先	公費（更生医療）20%	患者負担10%

児童福祉法（療育医療・児童保護措置）

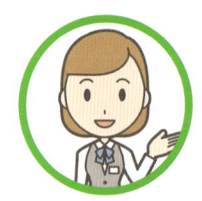

> 児童福祉法に基づき、児童養護施設などに入所している子どもや、里親などに委託された子ども、結核に罹患している子どもに医療サービスを提供する公費負担医療制度です。

● 療育医療のしくみ

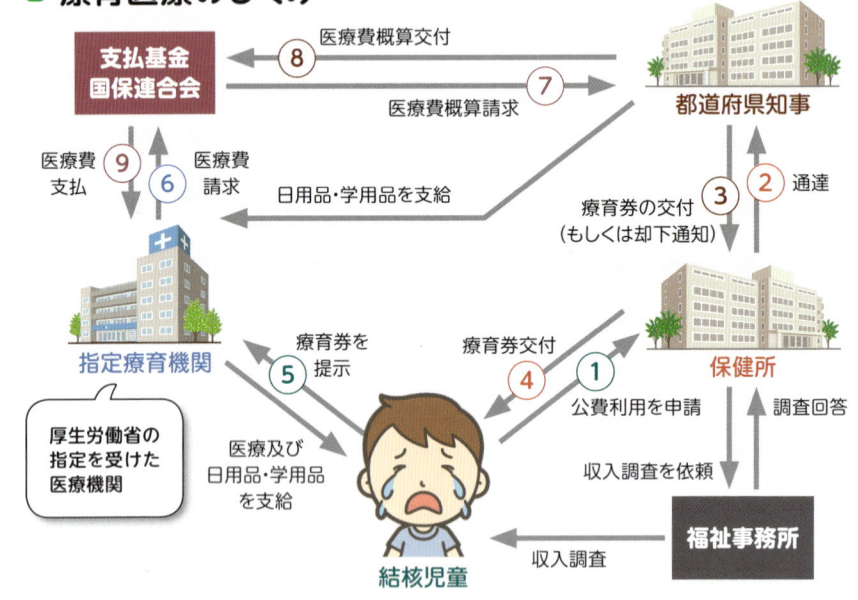

支払基金 国保連合会

医療費概算交付 ⑧

医療費概算請求 ⑦

都道府県知事

医療費支払 ⑨　⑥ 医療費請求

日用品・学用品を支給

療育券の交付 ③　② 通達
（もしくは却下通知）

指定療育機関

厚生労働省の指定を受けた医療機関

療育券を提示 ⑤　療育券交付 ④

医療及び日用品・学用品を支給

結核児童

保健所

公費利用を申請 ①　調査回答

収入調査を依頼

収入調査

福祉事務所

子どもの成長を見守る公費

　児童福祉法に基づく公費負担医療制度は、18歳未満の児童・幼児の福祉と医療を保障するための制度です。この制度には、結核にかかった子どもを対象とした療育の給付（法別番号17）と、貧困や虐待などを理由に乳児院や児童養護施設などに入所する子どもを対象とした児童保護措置（法別番号53）があります。

　療育の給付は、保護者の医療保険に加入している児童の場合、医療保険優先となります。一方の児童保護措置では、医療保険優先で自己負担分に公費が給付されます。無保険の例も多く、この場合は医療費の全額が公費負担になります。

　また、児童福祉法に基づく公費負担医療では、入院治療のみならず学習の援助も公費で賄われ、治療中の学習や療養生活に必要な物品の支給も行なわれます。

● 児童福祉法による結核児童医療給付　法別:17

結核により長期入院が必要な18歳未満の児童に対し、入院治療と学習の援助を公費で負担する制度。通院治療の場合は認められない。

給付内容	健康保険による給付内容及び移送、学用品、日用品
提示書類等	患者は療育機関に保険証、療育券を提示する
医療機関	指定療育機関

■ 負担割合（6歳以上の例）

［1］医療保険＋感染症法（結核通院）＋療育医療

残る5％分が児童福祉法の療育医療によって負担される

次に感染症法が優先され、5％の自己負担が残る

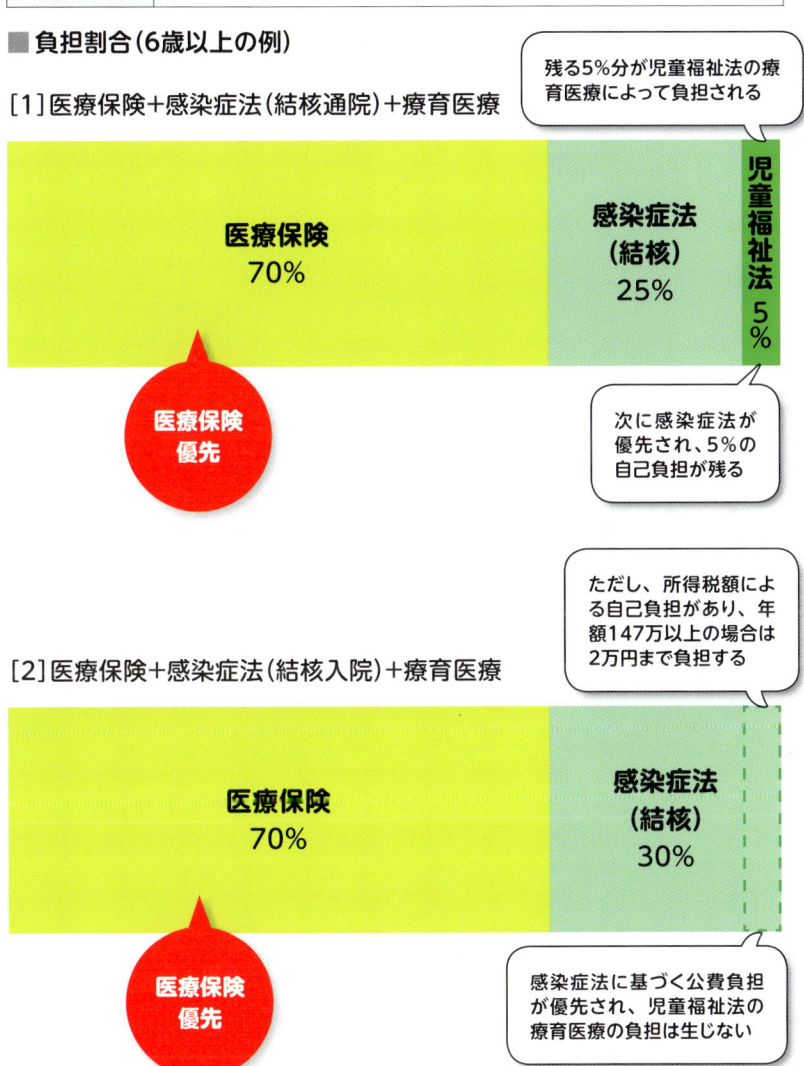

医療保険
70%

感染症法
（結核）
25%

児童福祉法 5%

医療保険優先

［2］医療保険＋感染症法（結核入院）＋療育医療

ただし、所得税額による自己負担があり、年額147万以上の場合は2万円まで負担する

医療保険
70%

感染症法
（結核）
30%

医療保険優先

感染症法に基づく公費負担が優先され、児童福祉法の療育医療の負担は生じない

母子保健法（養育医療）

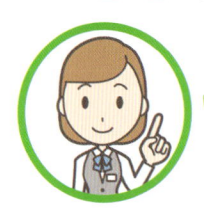

妊婦に対する保健指導や、赤ちゃんとその母親の健康管理の支援を目的とした母子保健法に基づく公費負担医療制度には、未熟児を対象とした養育医療のほか、赤ちゃんの1歳6カ月健診や3歳児健診、各自治体による医療費助成制度があります。

● 養育医療取扱いのしくみ

母子保健法の公費負担医療は、未熟児を対象とした養育医療で、出生時に医師が必要と判断した場合に市区町村を窓口として手続きが行なわれます。

指定養育医療機関

独立した未熟児室を持ち、保育器、酸素吸入装置など未熟児養育医療に必要な器具を有するなどの条件を備える

⑤ 医療費請求
⑥ 医療費支払

支払基金 国保連合会

⑧ 支払
⑦ 請求

養育医療券提出 ④
① 意見書記入

市区町村長

徴収額の納入 ⑩
② 申請
③ 養育医療券交付
⑨ 納入通知書
※負担能力に応じて請求

申請者

母子の健康を支える公費医療

体重2000g以下で生まれ、呼吸や運動、循環器、消化器機能が弱い未熟児を対象とした公費負担医療制度が、養育医療（法別番号23）です。医師が入院を必要と判断した赤ちゃんの1歳の誕生日を迎える前々日まで受けられる給付で、医療保険を優先し、本来患者の自己負担分となる2割が公費の負担となります。

保護者の所得によって自己負担が生じることもありますが、その場合も窓口では徴収しません。市区町村から直接患者に対して請求が行なわれます。ただし、自治体の子どもの医療費助成制度の対象となる場合は、相殺されます。

1歳6カ月健診や3歳児健診も母子健康法の公費に含まれ、こちらも全額が医療保険と公費で賄われるため、患者負担はありません。風邪や湿疹などで乳幼児が医療機関にかかった場合は、各自治体による子どもの医療費助成制度が適用されますが、自治体によって対象年齢や負担割合が異なります（→98ページ）。

● 母子保健法による公費負担　法別:23

出生児の体重が2000g以下で、運動、呼吸、循環器、消化機能が弱く、異常の見られる未熟児に対し医療が提供される。

給付内容	医療に要した費用の額(ただし入院に限り、給付期間は満1歳まで)
提示書類等	未熟児の保護者は養育機関に保険証、養育医療券を提示する
届出義務	未熟児の退院時に未熟児の氏名、退院後の保護者居住地等を市区町村長に通知する
医療機関	指定養育機関

■ 負担割合

全額公費負担の対象となり、医療保険が優先される。

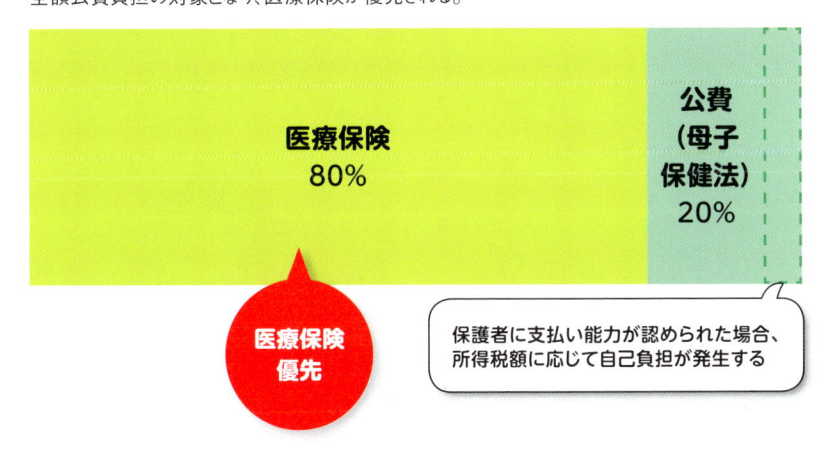

医療保険
80%

公費
（母子
保健法）
20%

医療保険
優先

保護者に支払い能力が認められた場合、所得税額に応じて自己負担が発生する

公費負担医療制度の種類③
研究的医療

原因や治療法がわからない難病治療は、高額な治療や投薬を長期的に受けることが多くなります。そこで、患者の救済、医学の研究といった目的で医療費を助成する公費負担医療制度が設けられてます。

● 研究的医療の種類

研究的医療のなかには、治療法の確立していない指定難病や小児慢性特定疾患など、患者が大きな負担を強いられる疾病治療があります。かつてこれらは治療方法に関する研究等に資する医療の給付でしたが、2015年1月の法改正で医療費助成の考え方に変更されました。

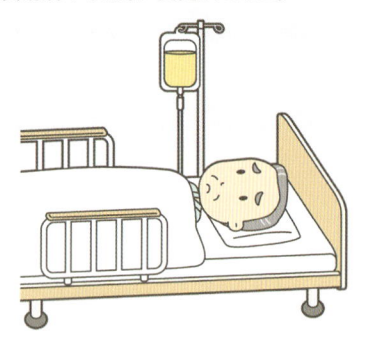

●特定疾病治療（難病）　法別:54
治療法の確立していない指定難病で、治療に必要となる、高額かつ長期にわたる医療費を公費で負担して患者負担を軽減する。

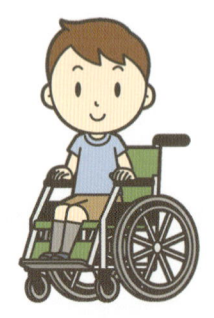

●小児慢性特定疾病　法別:52
良質かつ適切な小児慢性疾患医療支援の実施と、疾病児童の健全な育成を図るための医療費を給付する。

●肝炎治療特別促進事業に係る医療の給付　法別:38
肝硬変や肝がんへと進行するB型・C型ウイルス性肝炎の治療にかかる高額な医療費を給付する。

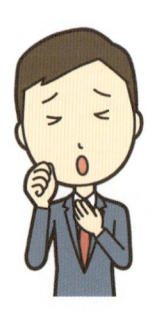

外来通院に備えるために

　原因が不明で、治療法も確立されていない難病に対する医学的研究と、長期にわたる治療に向き合う患者の自己負担を軽減するために誕生したのが、研究的医療の公費負担医療制度です。

　ここに含まれる公費は、特定疾患治療（法別番号51）、難病医療（法別番号54）、肝炎治療特別促進事業に係る医療の給付（法別番号38）、小児慢性特定疾患（52）で、「根治できる治療法が確立されていない」というのが共通点です。

　難病患者は高度な入院施設がある医療機関に集中しますが、疾患によっては外来通院ができるものもあり、指定医療機関であれば外来窓口で対応することもあります。

● 研究的医療のしくみ

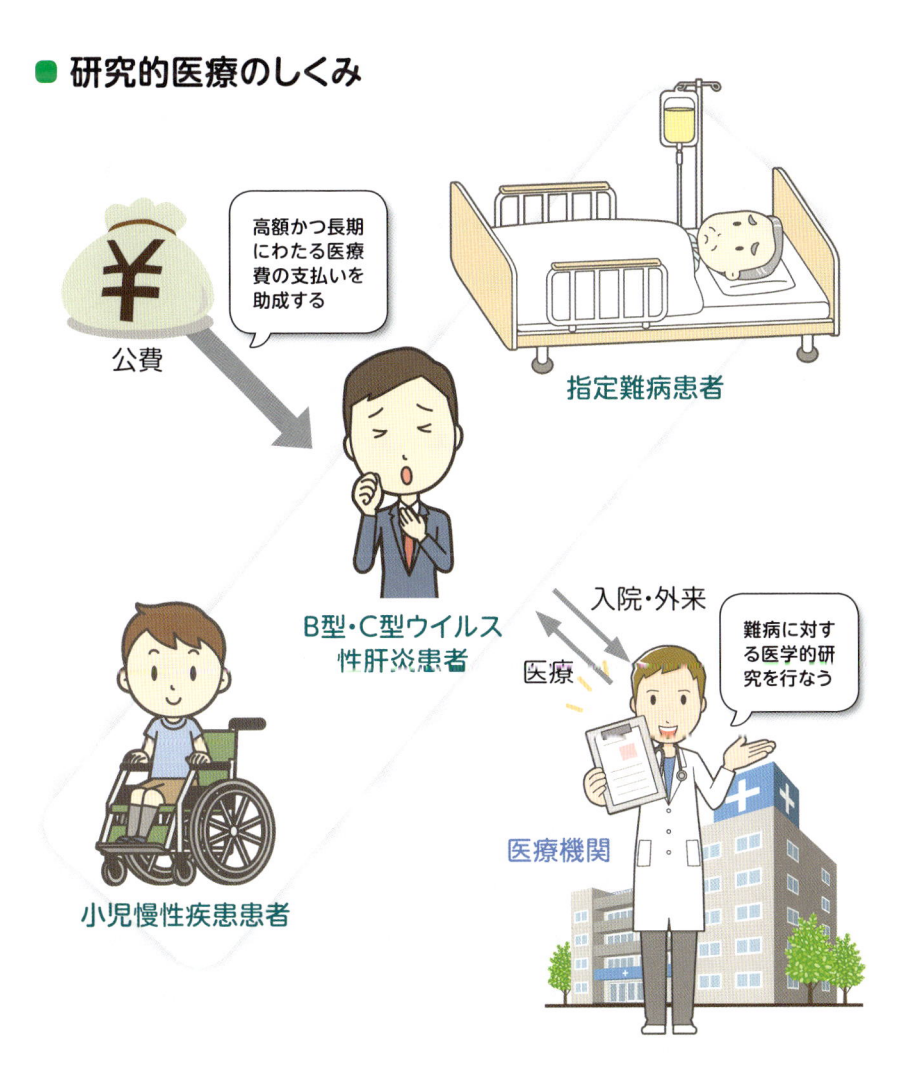

公費

高額かつ長期にわたる医療費の支払いを助成する

指定難病患者

B型・C型ウイルス性肝炎患者

入院・外来

医療

難病に対する医学的研究を行なう

医療機関

小児慢性疾患患者

難病法および特定疾患治療

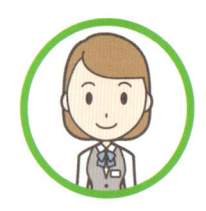

完治の道が見えない難病と闘う患者は、長期間の治療を余儀なくされます。その医療費負担の軽減を目的とした公費負担医療制度が、難病医療と特定疾患治療です。もともとは特定疾患治療だけでしたが、難病が増えたことで新制度として難病医療が誕生しました。

● 難病医療助成制度のしくみ

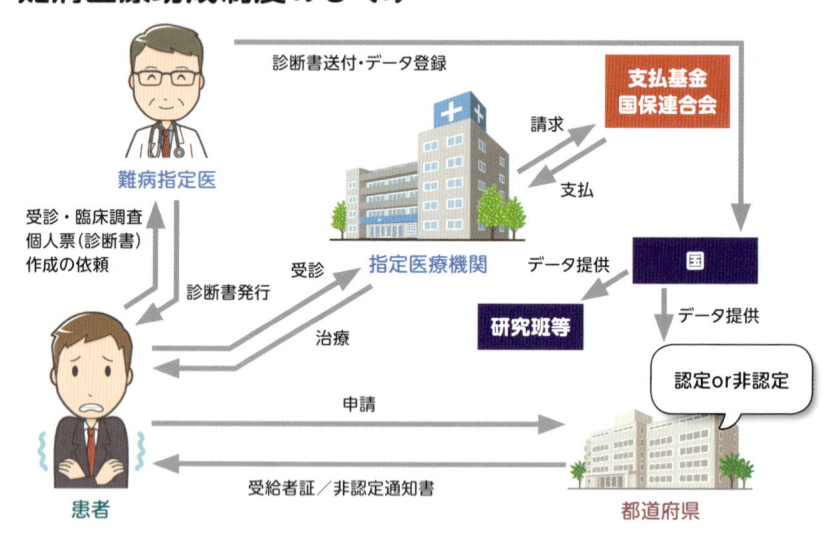

長期にわたる難病治療の扶助

　現在、厚生労働省による指定難病は330以上もあります。旧法から継続されている特定疾患治療（法別番号51）の対象疾患は、スモンや難治性の劇症肝炎、クロイツフェルト・ヤコブ病など。新制度の難病医療（法別番号54）には悪性関節リウマチやパーキンソン病など331疾患（→201ページ）が指定されています（2018年4月1日現在）。

　患者の自己負担上限額は、特定疾患治療、難病医療ともに所得に応じて6区分定められています。公費で補うのは自己負担超過分なので、患者負担2割の場合は、7割を医療保険、1割と患者負担超過分を公費に請求することになります。ただし、生活保護受給者に自己負担はなく、公費が助成します。

　また、自治体独自で特定疾患に指定しているものがあることや、自治体の障害者助成制度や生活保護といったほかの公費負担医療と併用するケースが多いのも特徴です。

● 難病法・特定疾患治療研究事業による公費負担

原因が不明で治療法も確立していない難病医療の確立と普及のため、難病の治療を行なう患者の負担を軽減する目的で運用される。

[1]旧法より継続される特定疾患治療による助成　**法別:51**

スモン、重症急性膵炎など指定される5つの疾病の患者が対象となる。

給付内容	健康保険による給付内容に準ずる
給付対象者	スモン、難治性の肝炎のうち劇症肝炎、重症性膵炎、クロイツフェルト・ヤコブ病、重症多形滲出性紅斑と診断された者
提示書類等	患者は医療機関に保険証、特定疾患医療受給者証、自己負担上限額管理票を提示する
医療機関	指定医療機関

[2]新制度の難病治療　**法別:54**

2015年の法改正により患者負担額が、所得に応じた6区分となり、負担上限月額までの支払が定められた。

給付内容	健康保険による給付内容に準ずる
給付対象者	指定難病331疾患に該当すると診断された者(2018年4月現在)
提示書類等	患者は医療機関に保険証、指定難病受給者証、自己負担上限額管理票を提示する
医療機関	指定医療機関

■ 負担割合

医療保険 70%　　**公費**　**患者負担**

> 患者負担で賄えない額を賄う

> 2015年より所得に応じた6区分が規定される

■ 自己負担上限額の階層部分

階層区分の基準		受給者証の色：白		
		一般	高度かつ長期	人工呼吸器等装着者
生活保護受給者		0円		
市町村民税非課税(世帯)	世帯年収(〜80万)	2,500円		1,000円
	世帯年収(80万〜)	5,000円		
市町村民税課税以上7.1万円未満		10,000円	5,000円	
市町村税7.1万円以上25.1万円未満		20,000円	10,000円	
市町村税25.1万円以上		30,000円	20,000円	
入院時の食費		全額自己負担		

小児慢性特定疾患

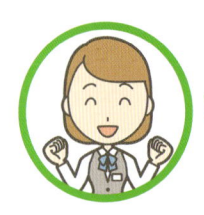

難病医療（法別番号54）の子ども版となる公費負担医療制度です。対象疾病は700以上あり、いずれも高額な医療を長期的に受ける必要があるため、子どもの健全育成を目的に医療費の自己負担分を補助するための制度です。

● 小児慢性特定疾患の対象症候群と疾病数

悪性新生物	白血病、悪性リンパ腫、神経芽腫など	91
慢性腎疾患	ネフローゼ症候群、慢性糸球体腎炎など	46
慢性呼吸器疾患	気管支喘息、気道狭窄など	14
慢性心疾患	ファロー四徴症、単心症など	97
内分泌疾患	成長ホルモン分泌不全性低身長症など	95
膠原病	若年性突発性関節炎など	25
糖尿病	1型糖尿病、2型糖尿病、その他の糖尿病など	7
先天性代謝異常	アミノ酸代謝異常、脂質代謝異常症など	141
血液疾患	血友病など	54
免疫疾患	複合免疫不全症など	56
神経・筋疾患	ウエスト症候群、多発性硬化症など	65
慢性消化器疾患	胆道閉鎖症、先天性胆道拡張症など	39
先天異常症候群	コフィンローリー症候群など	19
皮膚疾患群	表皮水疱症、色素性乾皮症など	11

（2014年7月時点）

子どもの難病医療を支える公費

　子どもが難病に罹患すると、その治療期間は長く、医療費はとても高額になります。

　そこで患者家庭の医療費負担の軽減を目的とし、小児難病の治療の確立や理解普及を目指して運用されているのが、小児慢性特定疾患（法別番号52）の公費負担医療です。

　1968年の先天性代謝異常に対する医療費給付事業が最初で、血友病、がん、小児ぜんそくなどで医療費給付事業が実施されたのち、児童福祉法の見直しや改正を経て、現在の形になりました。

　対象疾病は白血病などの悪性新生物のほか、ネフローゼ症候群、成長ホルモン分泌不全性低身長症、1型糖尿病、甲状腺機能亢進症（バセドウ病）などがあり、年間15万人以上の子どもが助成を受けています。医学の進歩に合わせて定期的に追加疾病が検討され、今後も新しい疾病が追加される可能性があります。

　医療費の患者負担は、原則医療費の2割ですが、患者の家庭の所得と重症度によって上限額が定められています。

小児慢性特定疾患に対する医療 `法別:52`

厚生労働大臣が定める慢性疾患及び「基準告示」により同大臣が定める慢性疾患にかかっている20歳未満の者が給付の対象となる。

給付内容	入院・入院外を問わず、承認疾病およびそれに付随して発現する傷病の治療にかかる医療費の一部負担金
提示書類等	患者は医療機関に保険証、小児慢性特定疾患受給者証、自己負担上限額管理票を提示する
医療機関	指定医療機関

■ 負担割合

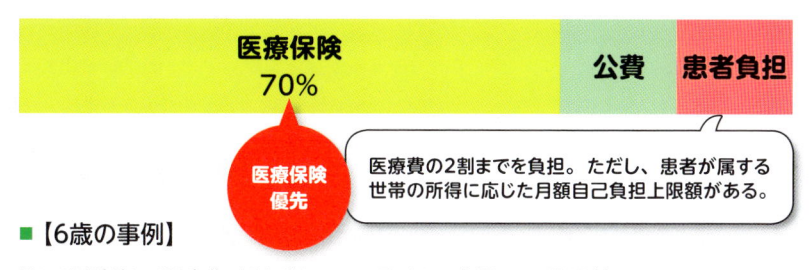

■【6歳の事例】

月に2回受診して医療費がそれぞれ8,000円、さらに薬局にて1回調剤し4,000円かかった場合。自己負担上限額は外来で2,500円とする。

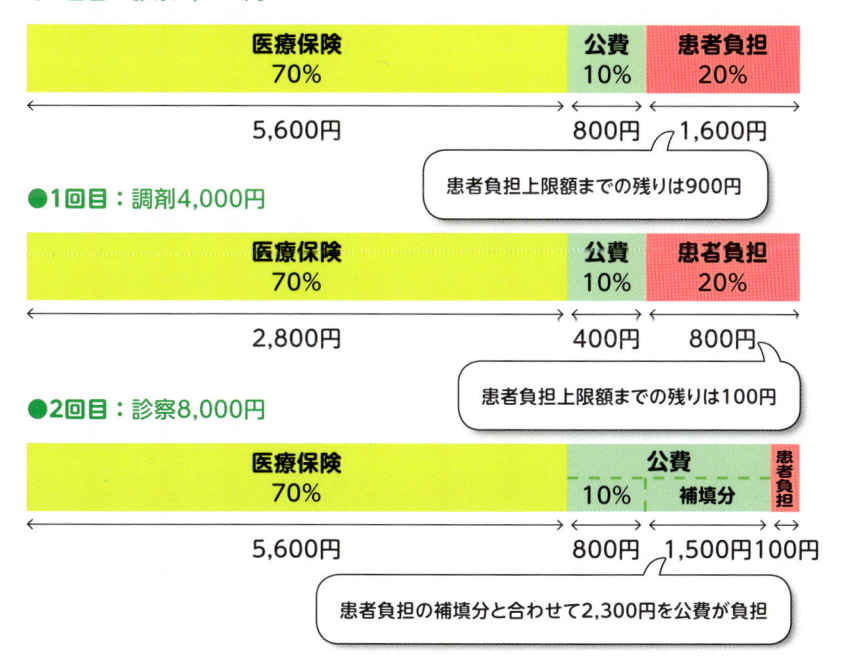

公費負担医療制度の種類④
国家補償的医療

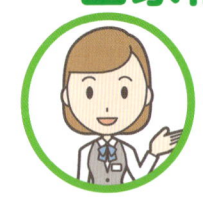

国家の活動によって損失を受けた個人に対し、その救済を目的として給付される公費負担医療制度が国家補償的医療です。ここには戦傷病者特別援護法や原子爆弾被爆者援護法などが含まれ、対象疾病の医療費全額を公費が負担します。

● 国家補償的医療にはどんなものがあるのか?

● 戦傷病者特別援護法

戦時中、旧日本軍の軍属として公務に当たるなかで受けた負傷または疾病に対して、療養費の面での負担を軽減する制度。

法別:13・14

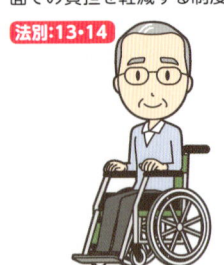

● 原子爆弾被爆者援護法
（原子爆弾被爆者に対する援護に関する法律）

広島、長崎に投下された原子爆弾の被爆者について、医療や健康診査、介護費用などを公費で負担し、健康管理とともにその生活を扶助する制度。

法別:18・19

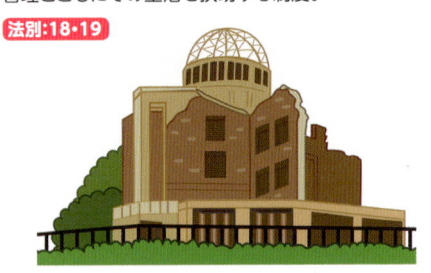

そのほか、中国東北地方(旧満洲)に開拓団などとして居住していた日本人で、戦争に巻き込まれて孤児となりやむなく中国に残った「中国残留邦人」の老後の生活の安定を図るために制定された、「中国残留邦人等支援法」も国家補償的医療のひとつです。

国が財源を担う公費

　戦争が原因で傷病を負った人や原爆の被害を受けた人、公害などによって健康被害を受けた人などに対し、補償の精神に基づいて国が療養などの医療費の給付を行なうのが国家補償的医療です。戦傷病者特別援護法（法別番号13・14）、原子爆弾被爆者援護法（法別番号18、19）をはじめ、公害健康被害の補償等に関する法律、中国残留邦人等支援法などが含まれます。

　終戦から70年以上が経過して戦傷病患者は減り、環境に配慮する時代となって新たな公害被害者は生まれにくくなっていますが、広島や長崎のほか、四大公害病の発生地など、地域によっては該当患者の数も多くなります。

● 国家補償的給付の中身

ほかの公費負担医療制度の財源は、国費だけでなく自治体の税金も充てられますが、国家補償的医療については、全額国費。医療保険への請求がないのも特徴です。ただし、公費対象の事象と因果関係が認められない傷病の治療については医療保険が適用され、自己負担1〜3割が発生します。

中国残留邦人
●医療支援給付

公費

旧日本軍の軍人・軍属
●傷病者療養の給付
●更生医療の給付 など

被爆者
●認定疾病医療
●一般疾病医療
●健康管理

Column

公害病と公費負担医療

　高度経済成長期には様々な公害により、多くの健康被害がもたらされました。なかでも、熊本県水俣湾と新潟県阿賀野川流域で発生した「水俣病」および「第二水俣病（新潟水俣病）」、三重県四日市市で発生した「四日市ぜんそく」、富山県神通川流域で発生した「イタイイタイ病」の4疾病は、「四大公害病」と総称されます。こうした公害による健康被害への対策として、公害対策基本法が成立し、事業者からの寄付金と公費を財源として医療費、医療手当て、介護手当てが支給されています。

　そのほかにも、東京都の慢性気管支炎への医療扶助など、各都道府県でも独自の公害病に対する公費負担医療があります。

戦傷病者特別援護法

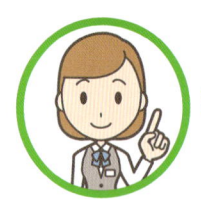

戦時中、軍人や軍属として公務についていた人に対し、戦争が原因で発症した障害や病気の医療費を給付するのが、戦傷病者特別援護法です。医療費の全額を国費による公費で補います。

戦傷病者手帳が受給要件

軍務のなかで負傷した人や精神障害を発症してしまった人を対象に、療養の給付（法別番号13）や更生医療（法別番号14）が給付されます。

軍務中の直接的な傷病だけでなく、軍務中の出来事が原因で発症した気分障害といった因果関係が認められる併発症にも適用されます。

戦傷病者特別援護法には2つの公費負担医療制度があり、療養の給付では、指定医療機関における因果関係のある傷病の治療に公費が給付され、更生医療では指定医療機関での身体障害の機能回復が見込める治療を公費が負担します。

いずれも事前に戦傷病者手帳を交付されていることが受給要件となり、給付内容も定められているのが特徴です。

指定医療機関であっても、因果関係のない併発症は公費の対象外となるため、その場合の医療費の負担割合は、公務上の傷病に対しては10割を公費に、因果関係のない併発症には医療保険9～7割、自己負担1～3割と請求をわけることになります。

● 戦争犠牲者の援護と公費負担医療

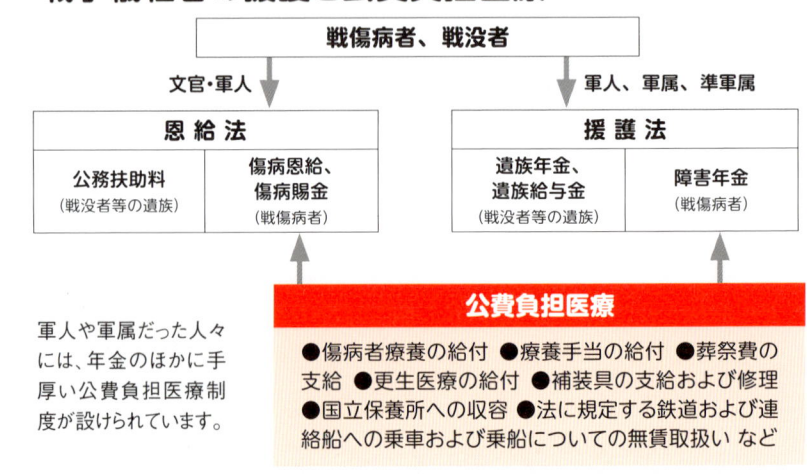

軍人や軍属だった人々には、年金のほかに手厚い公費負担医療制度が設けられています。

戦傷病者、戦没者	
文官・軍人 →	→ 軍人、軍属、準軍属

恩給法

公務扶助料 （戦没者等の遺族）	傷病恩給、傷病賜金 （戦傷病者）

援護法

遺族年金、遺族給与金 （戦没者等の遺族）	障害年金 （戦傷病者）

公費負担医療

●傷病者療養の給付　●療養手当の給付　●葬祭費の支給　●更生医療の給付　●補装具の支給および修理　●国立保養所への収容　●法に規定する鉄道および連絡船への乗車および乗船についての無賃取扱い　など

● 戦傷病者に対する公費負担　法別:14

戦傷病者特別援護法に定められた公費は、
- 公務上の傷病（因果関係のある併発症を含む）についての療養が必要な戦傷病者（療養の給付）
- 公務上の傷病によって別に定められた程度の視覚障害、聴覚障害、言語機能障害、中枢神経障害、肢体不自由の状態にあり、更生のための医療を必要とする戦傷病者（更生医療）

の2種類を対象とする。

給付内容	健康保険による給付内容に準ずる
届出	戦傷病者手帳の交付を事前に受ける
提示書類等	患者は医療機関に保険証、戦傷病者手帳、療養券（もしくは更生医療券）を提示する
医療機関	指定医療機関

■ 負担割合　※公務上の認定傷病例

公費負担
100%

公費優先
&
全額公費負担

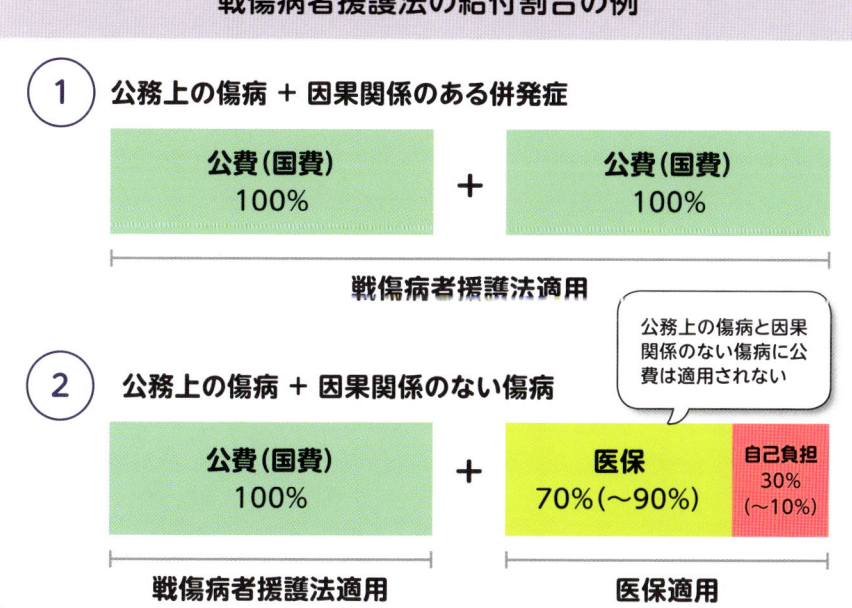

戦傷病者援護法の給付割合の例

① 公務上の傷病 ＋ 因果関係のある併発症

| 公費（国費）100% | ＋ | 公費（国費）100% |

戦傷病者援護法適用

② 公務上の傷病 ＋ 因果関係のない傷病

公務上の傷病と因果関係のない傷病に公費は適用されない

| 公費（国費）100% | ＋ | 医保 70%（〜90%） | 自己負担 30%（〜10%） |

戦傷病者援護法適用　　医保適用

原子爆弾被爆者に対する援護に関する法律

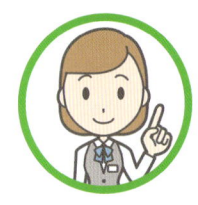

広島・長崎に投下された原子爆弾の被爆者への支援を目的とした法律に基づく公費負担医療制度です。原爆症と認定された「認定被爆者」を対象とした認定疾病（法別番号18）と、被爆者手帳所持者を対象とした一般疾病（法別番号19）があります。

● 原爆被害者に対する援護の対象者と医療

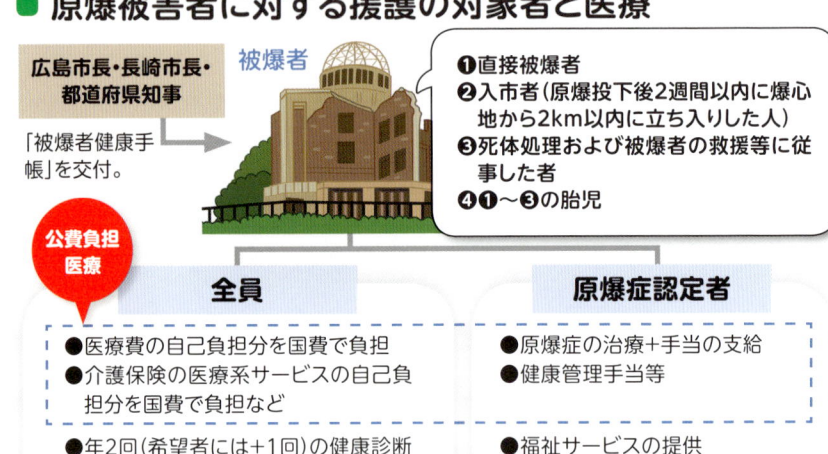

広島市長・長崎市長・都道府県知事

「被爆者健康手帳」を交付。

被爆者

❶直接被爆者
❷入市者（原爆投下後2週間以内に爆心地から2km以内に立ち入りした人）
❸死体処理および被爆者の救援等に従事した者
❹❶～❸の胎児

公費負担医療

全員
- ●医療費の自己負担分を国費で負担
- ●介護保険の医療系サービスの自己負担分を国費で負担など
- ●年2回（希望者には＋1回）の健康診断

原爆症認定者
- ●原爆症の治療＋手当の支給
- ●健康管理手当等
- ●福祉サービスの提供
  ※原爆養護ホームへの入所など

全額公費負担となる医療

　原子爆弾被爆者に対する援護に関する法律に基づく公費負担医療制度が扶助の対象とするのは、原爆投下時に広島・長崎にいた人だけではありません。指定区域で直接被爆した人とその胎児をはじめ、原子爆弾投下から2週間以内に両市内に立ち入り、救援活動に従事した人とその胎児や、親族を探した人とその胎児など、放射線の影響を受けた人々。

　制度としては、原爆症と認定された「認定被爆者」に対する認定疾病（法別番号18）と、被爆者手帳所持者を対象とした一般疾病（法別番号19）があります。

　認定疾病には、造血機能障害、悪性新生物（白血病、肺がん、皮膚がん、甲状腺がん）、肝機能障害、原爆白内障、熱傷瘢痕、近距離早期胎内被爆症候群といった放射線が原因とされる原爆症があり、これらの治療に対する医療費が全額給付されます。また、「被爆者手帳」の所持者は、一般疾病においても、ほぼすべての疾病で医療費が公費によって賄われます。一般疾病の公費は医療保険優先で、残りの3割が公費の負担となります。

● 原子爆弾被爆者に対する公費負担の割合 法別:18・19

給付対象者は、被爆者手帳を持つ者。すなわち、84ページの図にあげた❶～❹の条件を満たす人々である。

[1]認定被爆者 法別:18

被爆者と認定された者のうち、原爆放射線が原因となる疾病にかかっている者（認定被爆者）が対象となり、全額公費負担による医療給付が行なわれる。

給付内容	健康保険による給付内容に準ずる
届出	被爆者手帳と認定書の交付を事前に受ける
提示書類等	患者は医療機関に保険証、被爆者健康手帳、認定書を提示する
認定疾病	悪性新生物（白血病、肺がん、皮膚がん、甲状腺がんなど）、造血機能障害（再生不良性貧血、白血球減少症など）、肝機能障害、原爆白内障、熱傷瘢痕、近距離早期胎内被爆症候群など
医療機関	指定医療機関

■ 負担割合

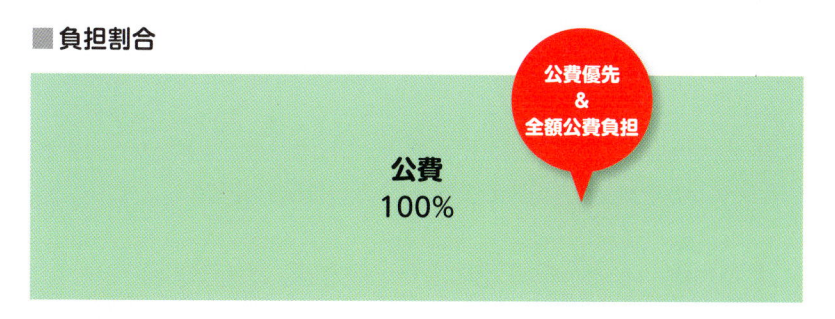

公費優先 & 全額公費負担

公費
100%

[2]一般疾病 法別:19

被爆者と認定されたすべての者が対象で、ほとんどすべての負傷疾病の医療に適用される。

■ 負担割合

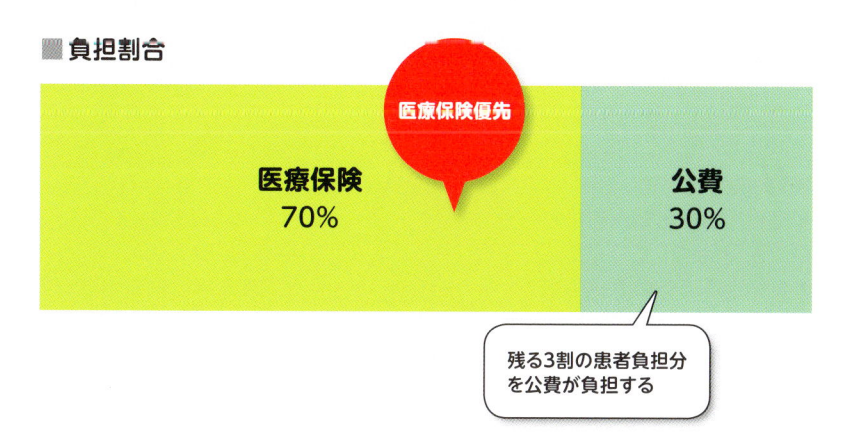

医療保険優先

医療保険
70%

公費
30%

残る3割の患者負担分を公費が負担する

地方自治体の公費負担医療制度

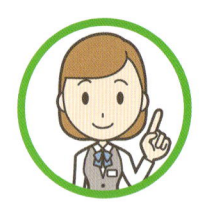

これまで難病医療や感染症、母子保健法などに関する公費負担医療を見てきましたが、これらは皆国が運用する公費負担医療です。実は地方自治体でも独自に運営される公費負担医療があり、クリニックなどではこちらが身近となるでしょう。

勤務地によって変わる必須知識

地方自治体が運営する公費負担医療は、地方単独医療費助成制度と呼ばれ、主にひとり親家庭に対する助成、重度障害者に対する助成、乳幼児に対する助成が大きな柱となっています。

一様に1～3割の患者自己負担額に対する助成となりますが、自治体によって助成の仕方が異なるという厄介な点があります。それは患者負担額の負担割合を減らすものだったり、定額の患者負担を求めた上で、それ以外を補填するものだったりと多岐に渡ります。

国の公費との併用も起こり得ます。医療保険、国の公費に加え、地方単独の医療費助成が併用された際には、どの公費が優先されるのかを考えてレセプトの請求を行なわなくてはなりません。医療事務は居住地が変わっても働ける仕事だといわれますが、それにはこの制度を押さえることが必須といえるでしょう。

● 地方自治体の3つの助成（一般的な助成内容）

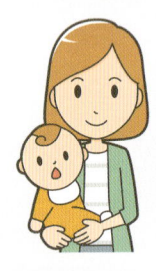

●乳幼児助成
6歳に達する日以後の最初の3月31日までの乳幼児を養育する親に対し、保険診療の患者負担分を助成する制度。就学以降も継続する自治体が多い。

●障害者助成
重度の障害を持つ患者に対し、医療機関で支払った医療費のうち、保険診療の患者負担分を助成する制度。

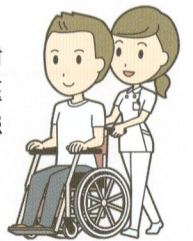

●ひとり親助成
父親または母親の片方いずれかと、その子（児童）とからなる家庭に対し、保険診療の患者負担分を助成する制度。

● 地方自治体の助成3パターン

地方自治体が独自に行なう助成の給付は、大きく定額制と定率制に分かれ、定率制のなかにはさらに上限額制が含まれます。

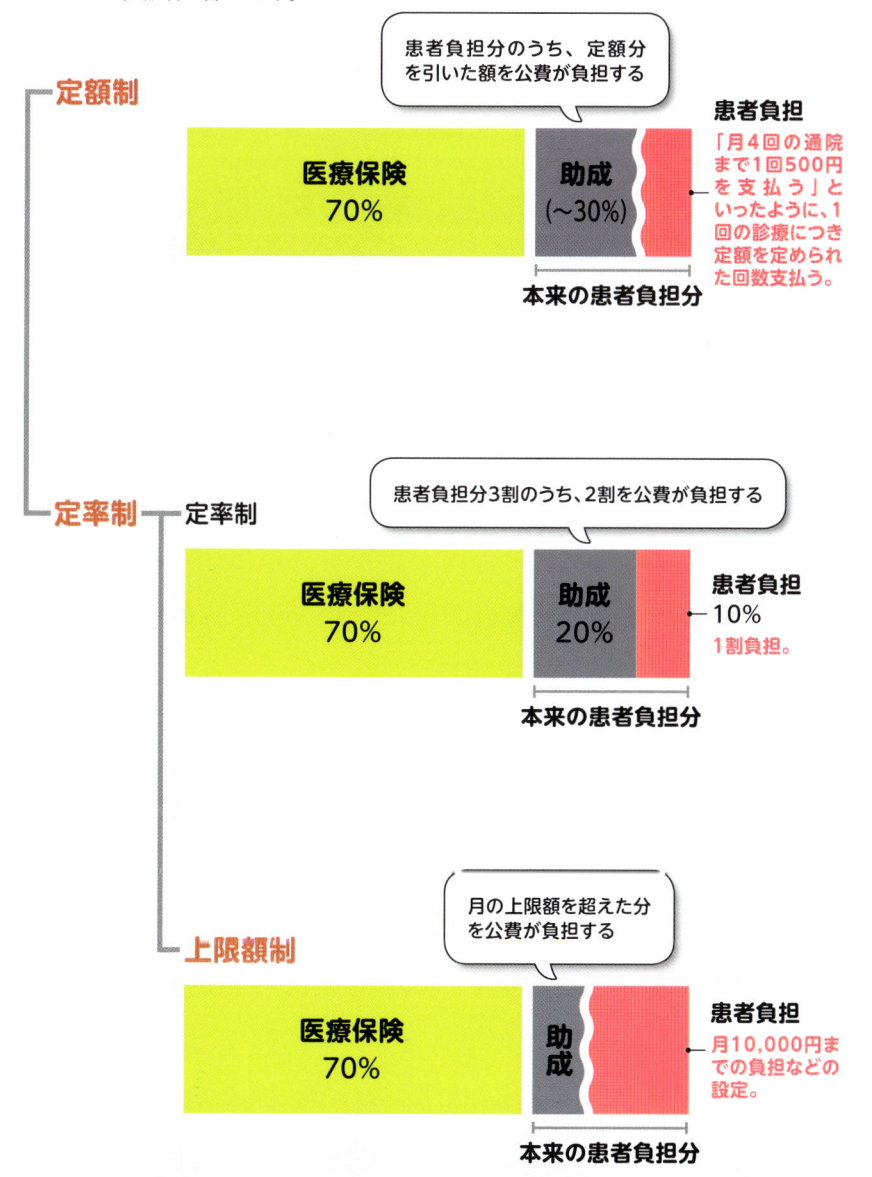

定額制

患者負担分のうち、定額分を引いた額を公費が負担する

| 医療保険 70% | 助成 (~30%) | 患者負担 |

患者負担
「月4回の通院まで1回500円を支払う」といったように、1回の診療につき定額を定められた回数支払う。

本来の患者負担分

定率制 ── 定率制

患者負担分3割のうち、2割を公費が負担する

| 医療保険 70% | 助成 20% | 患者負担 |

患者負担
10%
1割負担。

本来の患者負担分

上限額制

月の上限額を超えた分を公費が負担する

| 医療保険 70% | 助成 | 患者負担 |

患者負担
月10,000円までの負担などの設定。

本来の患者負担分

日によって自己負担が異なる患者

なぜ自己負担額が 日によって異なる患者がいるのか?

私が働く新潟県の内科クリニックに、月に数回通ってくる患者がいます。毎回保険証と県の障害者助成の受給者証を窓口に出すのですが、日によって患者自己負担額がずいぶんと違う気がします。なぜですか?

患者さんの状況

障害者助成を受ける患者（新潟県在住）から、5回目の通院より無料になっているのはなぜかと質問される。

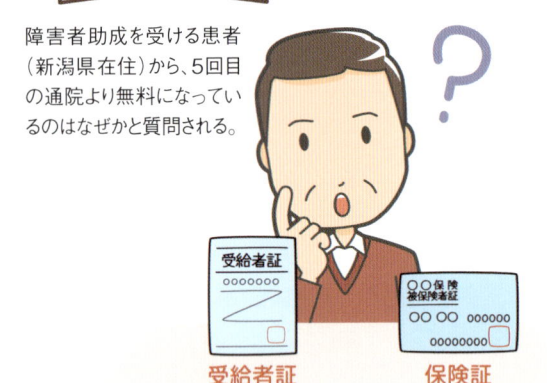

受給者証
（障害者助成）

保険証

窓口負担金

1回目	¥530
2回目	¥530
3回目	¥530
4回目	¥530
5回目	¥0
6回目	¥0

その月の5回目の受診以降、自己負担額が0円になっている

助成制度の違いを知っておく

　この患者さんは、自己負担額が月始めから4回目の診察まで530円だったのに、5回目からは0円になっています。いきなり負担額が下がるのはなぜでしょうか。

　公費負担医療制度の多くは、所得や症状の重度に応じて自己負担割合や月額自己負担上限額が設定されています。

　地方単独医療助成制度の場合、各自治体によって助成内容はさまざまですが、医療費が無料になったり1回の診察に支払う上限額が設定されていたりします。

　今回の場合、新潟県の障害者助成は月4回まで患者が530円を負担しますが、5回目以降は0割負担となるため、患者自己負担が変動しているように感じたのでしょう。

　地方単独医療助成制度は、一般的に医療機関ごとに生じます。従ってA病院で4回支払った後、Bクリニックを受診した場合には、1回530円、月4回までの支払いが生じます。

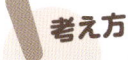 考え方

来院回数によって助成額が変わることもある

月4回まで患者負担額3割から530円を引いた額を助成する
3,000円−530円＝2,470円

■ 新潟県の障害者助成の場合

| 医療保険 70% | 助成 | 患者負担 |

医療費　10,000円 — 患者負担 530円。

よって、患者の自己負担は530円だが……。

↓

ただし、5回目の通院以降は

| 医療保険 70% | 助成 30% |

患者の自己負担は0円となる。

\ POINT! /

地方自治体の助成は、一律に行なわれているわけではなく、助成の方法も割合もさまざまにあります。ただし、1回の自己負担金額に満たない場合は、その自己負担金を徴収します。

● 確認すべきこと

□受付時や精算時に患者が提出する受給者証や自己負担上限額管理票をよく見ておく。

□同じ公費でも患者の自己負担額は一律ではないことを把握しておく。

□よく来院する患者については、公費の内容や自己負担の区分を確認しておく。

公費負担医療制度の種類⑤
ひとり親家庭等医療費助成制度

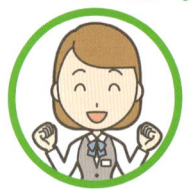

ひとり親家庭等医療費助成制度は、父子・母子家庭などの経済的負担を軽減するために、その親または子どもの医療費の一部を都道府県と市区町村で助成する制度です。大病院でなくても出合いやすいケースといえるでしょう。

● ひとり親家庭への自立支援

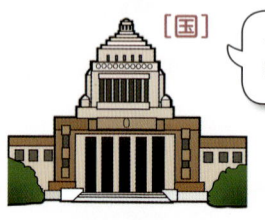

[国]

ひとり親家庭の自立促進計画の基本方針を策定

[地方自治体]

国の基本方針を受けて具体的な計画を策定する

ひとり親家庭には、養育費や親の就業に関する支援などが自治体を通じて行なわれています。そのひとつが医療費の助成です。

市役所

自立促進計画

子育て・生活支援

- **医療費助成制度** など
- 母子生活支援施設の機能拡充
- 学習支援ボランティア派遣による子供への支援
- ヘルパーの派遣、保育所等の優先入所
- 母子・父子自立支援員による相談支援

就業支援

- 能力開発等のための給付金の支援 など
- 母子家庭就業・自立支援センター事業の推進
- 母子・父子自立支援プログラムの策定やハローワークなどとの連携による就業支援の推進

養育費確保支援

- 布 など
- 「養育費の手引き」やリーフレットの配
- おける養育費相談の推進
- 母子家庭等就業・自立支援センター等に
- 養育費相談支援センター事業の推進

経済的支援

- 母子父子寡婦福祉資金の貸付 など
- 児童扶養手当の支給

勤務地の制度を知っておく

　配偶者を亡くしたり、離婚をしたり、父母のどちらかに障害があるといった家庭を対象とした地方単独医療費助成制度で、「マル親」などと呼ばれ、父子・母子家庭の医療費の一部を助成します。

　助成の内容は、自治体によって大きく異なりますが、たとえば東京都の場合は、親と18歳未満が対象で、3割の患者自己負担分のうち、2割を公費が助成するようになっています。

　ほかにも子どもの診察の際、自己負担割合が1割以下となったり、月数回数百円を支払うだけで済んだり、なかには全額助成される自治体もあります。

　まずは自分の勤務する地域の助成制度を調べてみるとよいでしょう。

● ひとり親家庭の公費負担割合 —東京都（1割負担の助成）の場合

給付内容	医療費の2割を助成
給付対象者	児童を監護しているひとり親家庭等の母又は父、両親がいない児童などを養育している養育者、上記の養育者に養育される児童（18歳未満） 但し、生活保護を受けている者、所得が限度額以上の者、施設等に措置により入所している者は除く
提示書類等	患者は医療機関に保険証、受給者証を提示する

■ 負担割合（東京都で医療費5,000円かかった場合）

医療保険が優先され、2割をひとり親助成が負担。
患者の自己負担は1割となる。

上限額を超えるまで2割を東京都が負担する

ひと月あたりの自己負担上限額は、住民税課税世帯で、通院14,000円、入院57,600円

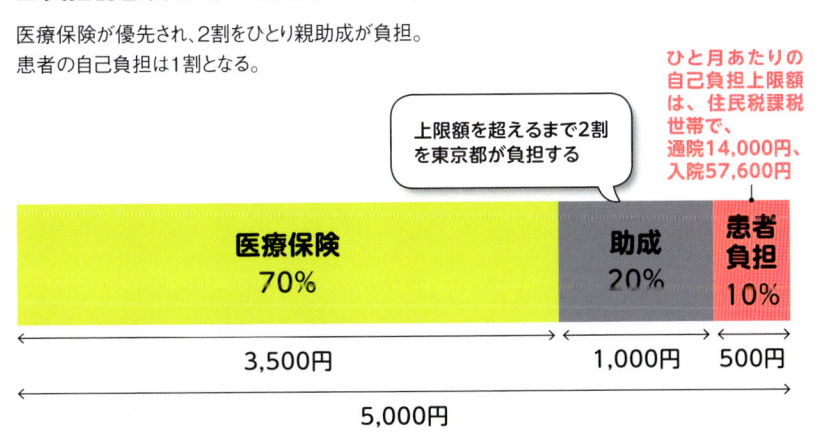

医療保険 70%	助成 20%	患者負担 10%
3,500円	1,000円	500円

5,000円

親の保険が他県発行のものだった場合

親の保険が他県発行のものだった場合、医療費の助成は適用されるのか?

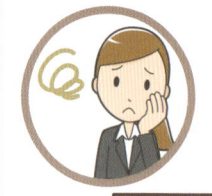

東京都の勤務先に中学生が一人で来院し、保険証と一緒に埼玉県発行の乳幼児(子ども)医療費助成の受給者証を出してきました。聞けば、進学のために親元を離れて祖父母の自宅で暮らしているとのこと。この場合、他県の助成は適用しないでよいのでしょうか?

患者さんの状況

[東京都]　　　　　　　　　　　　　[埼玉県]

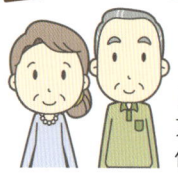

[祖父母]
東京都在住で東京都の保険に加入

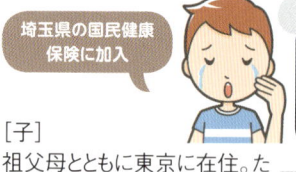

埼玉県の国民健康保険に加入

[子]
祖父母とともに東京に在住。ただし、保険は父親のものに加入

埼玉県の保険証と乳幼児(子ども)医療費助成をもって診察を受ける

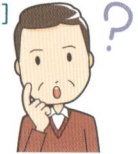

[親]
埼玉県在住で埼玉県の地域保健(国民健康保険)に加入

地方単独医療助成制度の原則

　自治体によっては乳幼児だけでなく、中学生や高校生の子どもの医療費を助成する地方単独医療費助成を実施しているところもあります。

　たしかに、地域によっては進学のために親元を離れる子どもも少なくありませんが、助成自治体が異なる場合、乳幼児(子ども)医療費助成は適用しません。

　受給者証にある自治体に領収書などを提出して手続きをすれば償還されることを説明し、窓口では患者自己負担額を徴収してください。

　地方単独医療費助成制度の助成対象は自治体によって異なり、住民票が移されていることを条件に交付されるケースもあれば、保険証の被保険者と同一住所でなければ適用されないケースもあるなど、さまざまです。

　いずれにせよ、地方単独医療費助成制度は医療機関所在地の自治体のものしか適用できません。県外の受給者証を持ってきた患者には現住所を確認し、現住所が医療機関所在地の場合は、一度役所に確認するよう伝えてもいいでしょう。

● 他県の保険証と助成制度にどう対処すべきか?

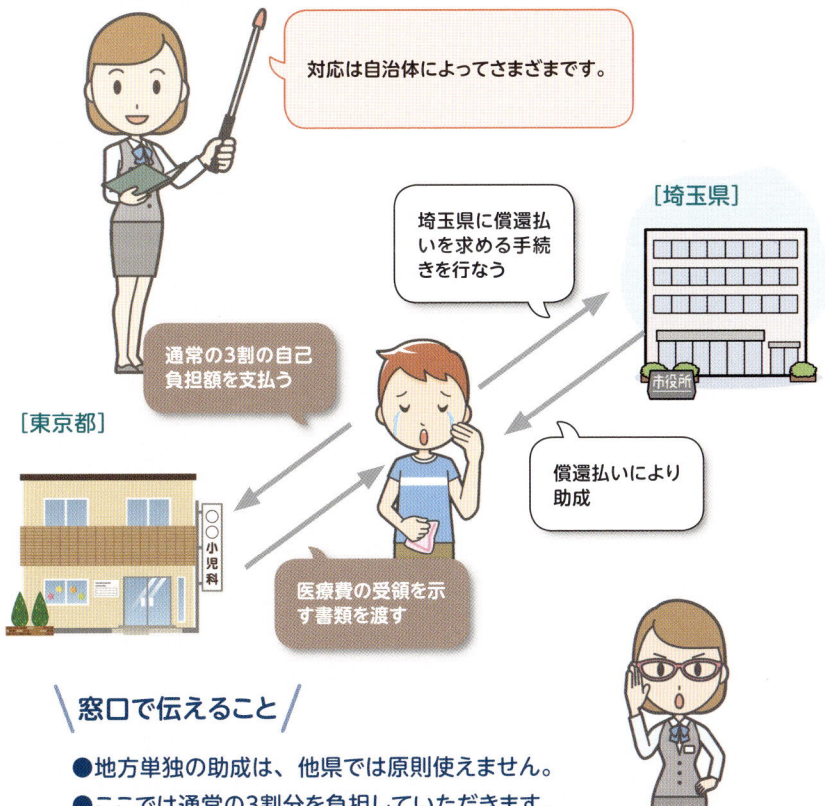

> 対応は自治体によってさまざまです。

> 埼玉県に償還払いを求める手続きを行なう

[埼玉県]

> 通常の3割の自己負担額を支払う

[東京都]

> 償還払いにより助成

○○小児科

> 医療費の受領を示す書類を渡す

＼ 窓口で伝えること ／

- ●地方単独の助成は、他県では原則使えません。
- ●ここでは通常の3割分を負担していただきます。
- ●受給者証にある自治体で償還払いの手続きを行なってください。

● 確認すべきこと

□保険証と受給者証の住所や自治体を確認する。

□受給者証が県外の場合は利用できないことを患者に伝え、現住所も確認する。

□医療機関所在地の地方単独医療費助成制度が定める助成対象について確認する。

公費負担医療制度の種類⑥
重度心身（体）障害者医療費助成制度

心身（体）障害者医療費助成制度は、心身（体）障害者に対して医療費の一部を助成する地方単独医療費助成制度です。自治体ごとに障害に応じた助成を行なっています。

3つの障害者手帳

都道府県や市区町村に申請して認められれば、医療費の助成を受けられる地方単独の公費医療のひとつが、重度心身（体）障害者医療費助成制度です。

助成の対象となるのは、主に身体障害者手帳1・2級（内部障害の方は3級を含む）の所持者や、療育手帳（愛の手帳など）1・2度、精神障害者保健福祉手帳1級に該当する人。

ただし、助成対象や助成内容は自治体ごとに異なり、負担割合が2割以下になったり、障害の程度によっては全額が助成されたりします。勤務先のクリニックの地域の制度を確認するようにしてください。

また、患者が自立支援医療（更生・育成・精神通院）などを利用している場合は、そちらが優先して適用されます。

● 公費負担の対象となる障害の種類

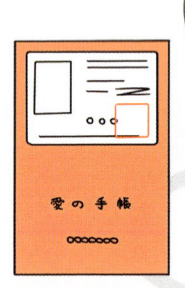

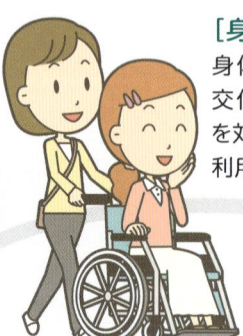

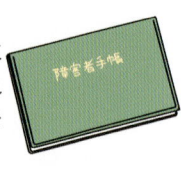

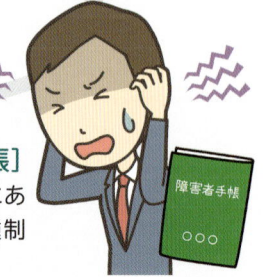

[身体障害者手帳]
身体に障害を持つ方に交付される手帳。それを対象とする各種制度を利用する際に提示する。

[療育手帳]
知的障害の方に交付される手帳。それを対象とする各種制度を利用する際に提示する。

[精神障害者保健福祉手帳]
一定程度の精神障害の状態にあることを認定する手帳。各種制度利用時に提示する。

地方自治体の障害者医療への扶助 —東京都（1割負担の助成）の場合

給付内容	医療費の2割を助成
給付対象者	身体障害者手帳1・2級の者、精神障害者保健福祉手帳1級の者、愛の手帳1度・2度の者
提示書類等	患者は医療機関に保険証、受給者証を提示する

■ 負担割合（東京都で医療費を5,000円とした場合）

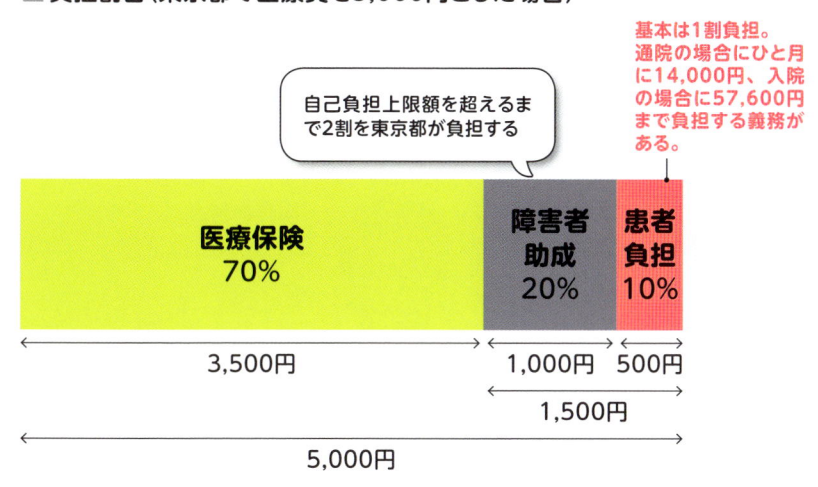

自己負担上限額を超えるまで2割を東京都が負担する

基本は1割負担。通院の場合にひと月に14,000円、入院の場合に57,600円まで負担する義務がある。

医療保険 70%　障害者助成 20%　患者負担 10%

3,500円　1,000円　500円

1,500円

5,000円

■ 負担割合（千葉県で医療費を5,000円とした場合）

医療保険優先で、患者自己負担を300円とし、
残る負担分を公費が補填する。

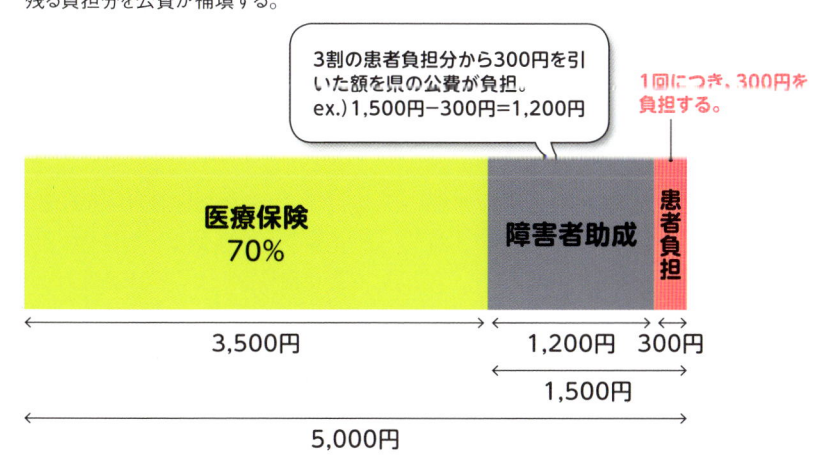

3割の患者負担分から300円を引いた額を県の公費が負担。
ex.）1,500円−300円=1,200円

1回につき、300円を負担する。

医療保険 70%　障害者助成　患者負担

3,500円　1,200円　300円

1,500円

5,000円

外国人患者の公費負担医療

患者が外国からの観光客だった場合、医療費はどこに請求するのか？

観光地にほどちかい私の勤務先の医療機関には、よく外国人観光客の受診があります。受付や精算は外国語のできるスタッフが対応していますが、この場合の医療費請求はどうなっているのでしょうか？　指定難病の来院などで高額な治療が発生した場合が心配です。

患者さんの状況

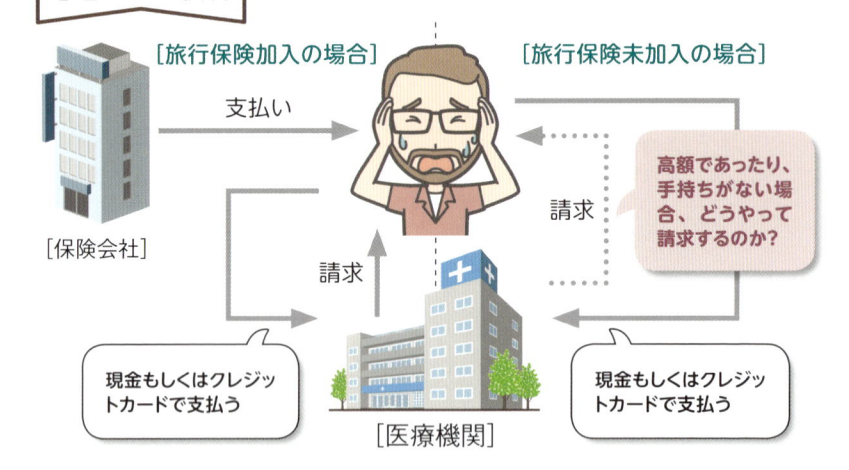

[旅行保険加入の場合]　　　　　　[旅行保険未加入の場合]

支払い

請求

請求

高額であったり、手持ちがない場合、どうやって請求するのか？

[保険会社]

現金もしくはクレジットカードで支払う

[医療機関]

現金もしくはクレジットカードで支払う

公費の適用は日本人のみ

　日本を訪れた外国人観光客の数は、2017年に約2,800万人に達し、増え続けています。しかし医療費もカバーする旅行保険への加入者は、このうちの3割程度と推測されています。

　実際に高額な未払い金があるという調査も発表されるほど、外国人観光客の医療費問題は社会問題になっているのです。

　医保および公費の適用は、日本国籍を持つ人に限られます。当然外国人観光客の患者は10割負担になりますので、窓口で徴収しましょう。

　ただし観光客の場合、旅行保険への加入によって医療費がカバーされます。

　治療費が高額になった場合、手持ちのお金が足りないという事態も起こりえます。

　医療機関がクレジットカード支払いを用意していれば未収金の発生を防ぐことができますが、現金払いのみの場合、手の打ちようがないのが現状です。

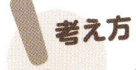 **考え方**

外国人旅行者の医療費は10割負担

日本人の場合	医療保険 70%	自己負担 30%
外国人の場合	自己負担 100%	

日本の医療保険に加入していないため。当然公費医療もない。

徴収

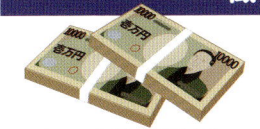 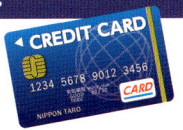

窓口で全額を徴収する。　クレジットカードで徴収する。

■ 旅行保険の加入割合

未加入 73%	加入 27%

※「訪日外国人旅行者の医療に関する実態調査(2017年12月〜2018年1月)」より

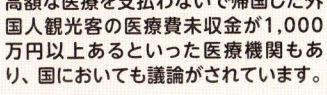 高額な医療を支払わないで帰国した外国人観光客の医療費未収金が1,000万円以上あるといった医療機関もあり、国においても議論がされています。

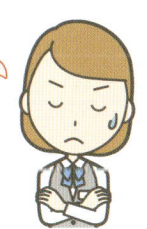

\ POINT! /

外国人観光客の医療費は、患者自己負担として10割を窓口で徴収する。

● 確認すべきこと

□全額自己負担になることを伝える。

□留学生には地域保険(国民健康保険)加入の有無を確認し、自治体へ連絡する。

公費負担医療制度の種類⑦
乳幼児医療費助成制度

地方単独医療費助成制度のひとつで、乳幼児の医療費を助成します。助成対象年齢や助成内容は自治体ごとに大きく異なるので、勤務先医療機関の所在地域の制度を確認してください。

　赤ちゃんや小さな子どもほど病気やケガをしやすいもの。そこで子育て世帯の経済的負担を軽減するために、乳幼児の医療費を助成するのが、乳幼児医療費助成制度です。

　1歳6カ月健診や3歳児健診は母子保健法に基づく公費で給付されますが、乳幼児助成は日常的な病気やケガで通院した際の医療費に適用されます。

　助成対象や助成内容は市区町村ごとに差があり、未就学児までのところもあれば、就学後の子どもを中学生や高校生まで助成する自治体もあります。自治体の財政状況によっては、所得制限を設けていないところも。助成内容も、全額助成するところもあれば、上限額を設定して月数回数百円だけ徴収する自治体もあり、多様です。勤務先の自治体の制度はもちろん、周辺自治体の制度も調べてみるといいでしょう。

● 東京都の乳幼児医療費助成制度の対象年齢

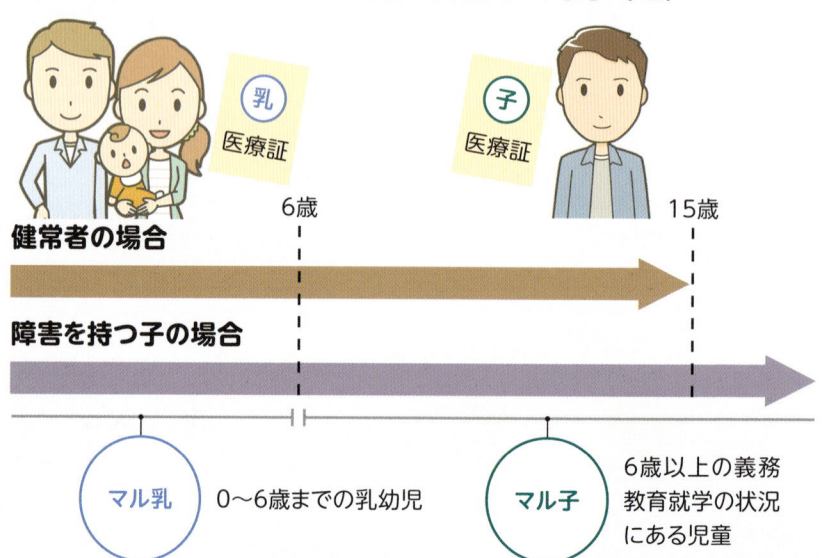

乳幼児の医療費に対する助成─東京都の場合

給付内容	医療費の自己負担分を助成
給付対象者	都内に住所を有する6歳に達する日以後の最初の3月31日までの乳幼児
提示書類等	患者は医療機関に保険証、医療証を提示する

■負担割合

東京都では、6歳未満の未就学児の医療費の自己負担分2割を全額公費で助成している。その他、6歳以上15歳未満の子どもに対しては、3割を全額公費で助成している自治体もあれば1回の通院につき200円の自己負担とし、残りの医療費を公費で負担している自治体もある。

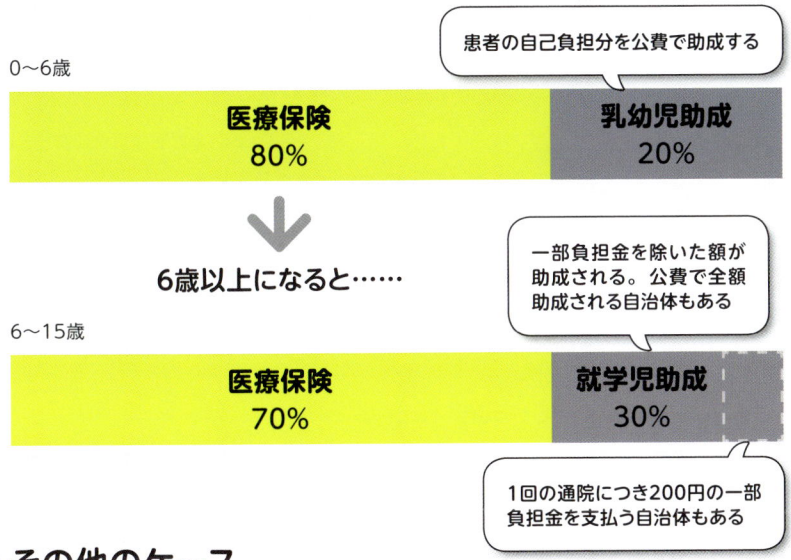

0～6歳

| 医療保険 80% | 乳幼児助成 20% |

> 患者の自己負担分を公費で助成する

6歳以上になると……

6～15歳

| 医療保険 70% | 就学児助成 30% |

> 一部負担金を除いた額が助成される。公費で全額助成される自治体もある

> 1回の通院につき200円の一部負担金を支払う自治体もある

その他のケース

■負担割合（静岡市で医療費5,000円の場合）

静岡市の子ども医療では、1歳以上の患者については、1回の診療につき500円を患者が負担し、残りを公費が助成している。

> 自己負担額から500円を引いた額を助成

> 1回の診療につき500円を負担

| 医療保険 70% | 子ども助成 | 患者負担 |

| 3,500円 | 1,000円 |

5,000円

地方単独医療費助成制度の併用

乳幼児助成とひとり親助成を同時に受けることができるのか?

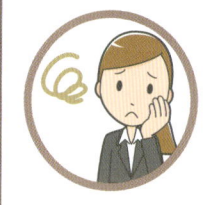

4歳の男の子とその母親が小児科クリニックに来て、地域保険(国民健康保険)の保険証と一緒に、乳幼児助成とひとり親助成の医療証を出してきました。地方単独医療費助成制度は、2つ同時に使えるのでしょうか? その場合は、請求はどのようになるのでしょうか?

患者さんの状況

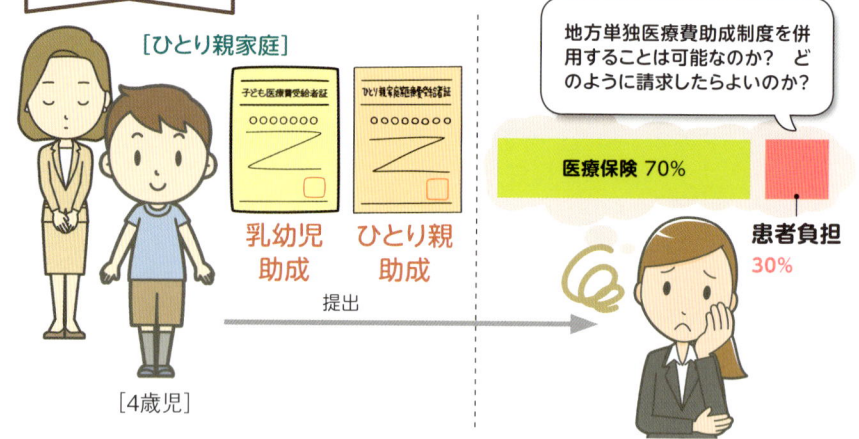

[ひとり親家庭]

子ども医療費受給者証 / ひとり親家庭医療費受給者証

乳幼児助成　ひとり親助成

提出

[4歳児]

地方単独医療費助成制度を併用することは可能なのか? どのように請求したらよいのか?

医療保険 70%　患者負担 30%

医療証・保険証は名義の確認を

公費負担医療制度にはたくさんの種類があり、2者併用、3者併用と言ったケースも少なくありません。

ただし、国の公費の2者併用、国の公費と地方の医療費助成の併用などはできますが、地方の医療費助成同士では併用できないものもあります。

質問のケースで考えられるのは、2つの医療証が同一名義だったケースと乳幼児助成の名義が子ども、ひとり親助成の名義が母親になっているケースです。

2つの医療証の名義が同一だった場合、まずは役所の担当部署に確認を取り、どの医療証を使用するか指示を仰いでください。場合によってはどちらかの医療証を使用しないこともありますので、役所に確認をしましょう。乳幼児助成の名義が子ども、ひとり親助成の名義が母親の場合、受診するのが子どもであれば母親名義の医療証は返却します。

まずは保険証、医療証の名義をしっかり確認しましょう。

● 地方単独医療費助成制度は 併用ができない場合があるので注意する

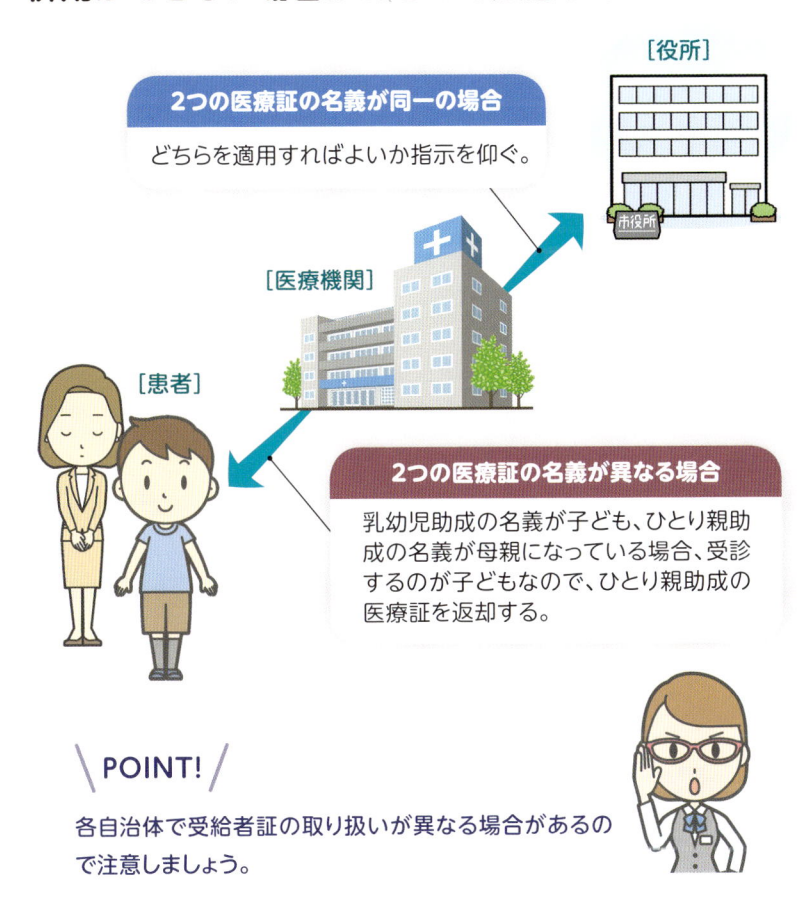

[役所]

2つの医療証の名義が同一の場合

どちらを適用すればよいか指示を仰ぐ。

[医療機関]

[患者]

2つの医療証の名義が異なる場合

乳幼児助成の名義が子ども、ひとり親助成の名義が母親になっている場合、受診するのが子どもなので、ひとり親助成の医療証を返却する。

\ POINT! /

各自治体で受給者証の取り扱いが異なる場合があるので注意しましょう。

● 確認すべきこと

□地方単独医療費助成制度の医療証が2つ提出されたときは、まず名義を確認する。

□名義が異なれば、使用しない医療証を返却する。

□名義が同一の場合は役所に問い合わせ、適用すべき制度を確認する。

公費負担医療制度の原則

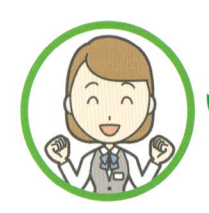

日常的な医療事務の仕事では、窓口での患者自己負担の有無に気を取られてしまいますが、正しく医療費を請求するのも、医療事務の重要な仕事です。どこに医療費の何割を請求すべきか迷わないよう、公費負担医療制度の原則を確認しましょう。

3パターンの大原則

コンピュータが普及し、医療事務のレセプト請求業務はとてもスムーズになりました。患者情報や診察内容といった必要な情報を入力するだけで、窓口での徴収金額が算出され、保険者などへ提出するレセプトも簡単に作成できてしまいます。

ただ、さまざまな公費負担医療制度があるなか、医療保険との2者併用、医療保険と公費2つの3者併用といったケースなどがあります。そうしたときコンピュータに頼っているだけでは、万が一レセプト返戻を受けても何を修正すべきか見当もつかなくなります。

一部の公費負担医療制度を除けば、原則は医療保険優先です。つまりポイントは、患者の自己負担分のどのくらいの割合を公費で補うかということと、公費請求できるものに制限があるかということ。公費負担医療制度の優先順位は、まず全国共通の法別番号がついた制度が高く、次に乳幼児助成やひとり親助成、障害者助成といった地方単独医療費助成制度となります。

● 優先順位の大原則

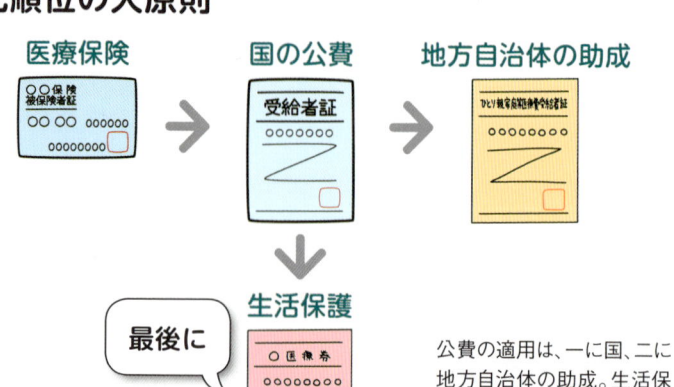

公費の適用は、一に国、二に地方自治体の助成。生活保護は最後に適用します。

● 公費負担のパターン

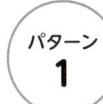
パターン **1**

全額が公費対象となり、かつ公費負担となる場合

生活保護法（単独の場合）、原爆被害者援護法（認定疾病）、
戦傷病者特別援護法、感染症法（新感染症・指定感染症）など

公費 100%

患者の自己負担はなし

パターン **2**

医療保険優先で、患者自己負担の全額が公費対象となる場合

原爆被害者援護法（一般疾病）、生活保護法

医療保険 70%	公費 30%

患者の自己負担はなし（自己負担分は公費が負担）

パターン **3**

医療保険優先で、公費と地方助成の対象となる場合

難病など ＋ 障害者助成など

医療保険 70%	公費	地方 助成

しっかり押えておきたい公費医療の基礎用語②

▪ 公費

公費負担医療制度によって国や地方自治体から拠出される医療費。地方単独医療費助成制度も、広義では公費といえる。疾病や診察内容、患者の世帯収入、公費負担医療制度の併用などによって公費の給付内容は変わるので注意が必要。特に公費併用の際は請求の優先順位に気をつける。患者が加入する医療保険によって請求先が異なる。

▪ レセプト

医療機関が医療費の支払いを受けるために保険者に提出する、月ごとの診療報酬明細書。医療機関や薬局が行った診察や治療、投薬などに応じて定められた診療報酬点数を計算し、1カ月分をまとめて請求する。国民健康保険団体連合会や社会保険診療報酬支払基金に提出し、審査を通過してから支払いを受ける。

▪ 地方単独医療費助成制度

乳幼児や障害者、ひとり親世帯などに対し、医療費を助成する都道府県や市区町村の制度。国の公費負担医療制度では補いきれない部分をカバーし、きめ細かい医療サービスを提供している。制度の概要は自治体ごとに異なるが、医療費助成のほか、妊婦健診や予防接種、障害者への就労支援なども対象となっている。

▪ 特定疾患

公費負担医療制度の特定疾患（法別番号51）で指定される疾病。2015年7月に施行された「難病の患者に対する医療等に関する法律」により、それまで特定疾患に指定されていたほとんどの疾病が難病医療（法別番号54）に移行されたが、スモン、劇症肝炎、重症急性膵炎は特定疾患として残っている。ただし、今後新規の認定はない。

▪ 自己負担額

医療機関などで医療サービスを受けたとき、患者が窓口で支払う医療費の一部のこと。公費負担医療制度を利用する患者のなかには、医療費全額を公費が負担する場合や、1カ月の自己負担上限額が設定されている場合が多く、患者の自己負担金も変わるので、主な公費負担医療制度は覚えておくとスムーズ。

▪ 償還払い

公費負担医療制度の受給者証がないまま患者が医療サービスの提供を受けると、窓口では医療費全額を支払うことになる。「償還払い」とは、後日、市区町村に申請すると、自己負担金以外の金額が返ってくる払い戻しのこと。公費負担医療制度では、支給認定から受給者証が届くまでの間に治療が発生することがある。

Chapter 3

公費説明の実務

公費負担医療制度の全体像は押さえられましたか？ Chapter3では、制度を利用するうえで必要な書類の扱いや、各制度ごとの申請手順と受給開始の違いなど、医療機関で実際に行なわれる実務について解説していきます。

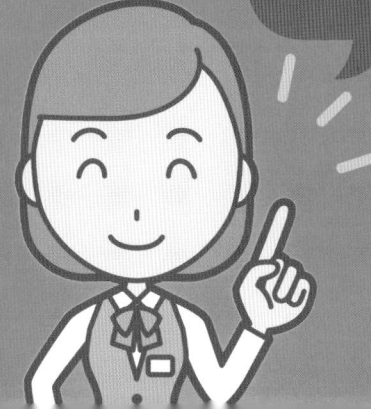

公費の受給に必要な提出物

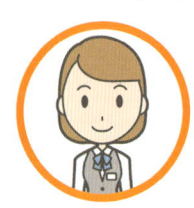

医療機関を利用する際、各医療機関の診察券とともに毎月保険証も提出します。これに対し、公費負担医療制度を利用する患者の場合は、受診のたびに必要な提出物があります。それぞれの役割を押さえ、なぜそれらが必要なのか、理由を説明できるようになりましょう。

＼患者さんへの説明シート／

公費負担医療を受ける患者の必携品

公費負担医療を受ける患者さんの通院には、(保険証・受給者証・自己負担上限額管理票)の提出が必須です。

■ 保険証

確認が規則で定められています。

健康保険 被保険者証	本人（被保険者） 有効期限　平成30年12月31日
	記号 35　番号 888888
氏名	丸山 長三郎
生年月日	昭和64年1月7日
住所	特定県 特定市 特定町 1丁目1番地1号
資格取得年月日	平成30年1月27日
交付年月日	平成30年1月27日
保険者番号	7654321
保険者名称	特定市

■ 自己負担上限額管理票

患者さんがどの医療機関でいくら払ったのか、自己負担額が上限額に達していないかを確認します。

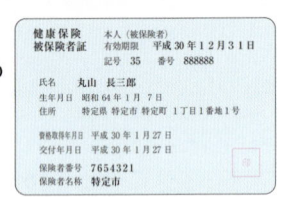

■ 受給者証

患者さんの公費受給の証明書です。受給者番号、自己負担上限額、疾患名、給付内容を確認します。

一般の通院の際、提出を求められるのは保険証と各医療機関の診察券ですが、公費負担医療を受ける患者さんは、保険証に加えて受給者証の提出が必須となり、公費によっては自己負担上限額管理票の提出も必要となります。

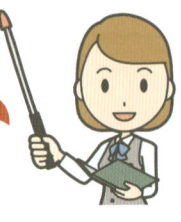

なぜ必要なのか？

　公費負担医療制度を利用する患者が、指定医療機関で治療を受けるには、「保険証」「受給者証」に加えて、公費によっては「自己負担上限額管理票」の提出が必要になります。原則的に、1つでも忘れたら公費の給付を受けることができません。ただ、なぜ必要なのか理由を知らない患者も多く、「保険証」以外の2点を忘れてしまうケースがあります。きちんと必要な理由を説明できるようになりましょう。

　まず「受給者証」。公費負担医療制度を利用する患者には、必ず自治体から発行されています。

　受給者証には受給者番号や保険者番号、疾患名、給付内容などが記載されており、保険証と同じくらい大切なもの。「自己負担上限額管理票」は、どの医療機関でいくら支払ったのか、月ごとに管理するためのものです。上限額管理票を忘れると、負担上限額が定められていても、正しく計算されず、自己負担額が増える可能性があります。

　これらをよく忘れてしまう患者には、どんな医療機関へ行くときでも必ず持参するよう声かけしてあげましょう。

● 保険証・受給者証・自己負担上限額管理票の役割

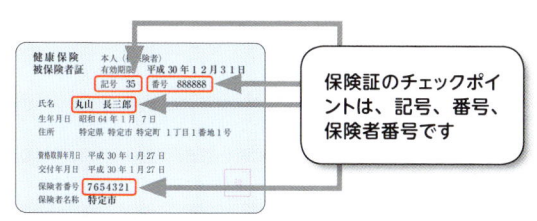

> 保険証のチェックポイントは、記号、番号、保険者番号です

■ 保険証

加入している医療保険の確認を行なう。
（→26ページ）

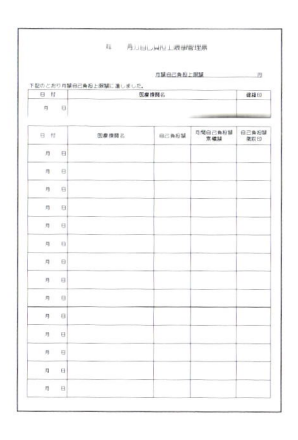

■ 受給者証

公費負担者番号、疾病名と自己負担上限額、および受給者番号等の確認を行なう。
（→110ページ）

■ 自己負担上限額管理票

その月にどの医療機関でいくら医療費を支払ったかを記載していく。自己負担には上限額があり、上限に達したらその月の間は負担が0円になるため、現状での支払額および上限に達していることの確認のために必要となる。
（→110ページ）

107

保険証の変更

患者が転職し、保険証が変更に……。
公費の受給はどう変わるのか?

> 精神通院医療の受給者証を使って通院している患者が、就職して職域保険(被用者保険)に加入しました。地域保険(国民健康保険)から保険証が変わったのですが、公費の受給者証はそのままでよいのでしょうか?

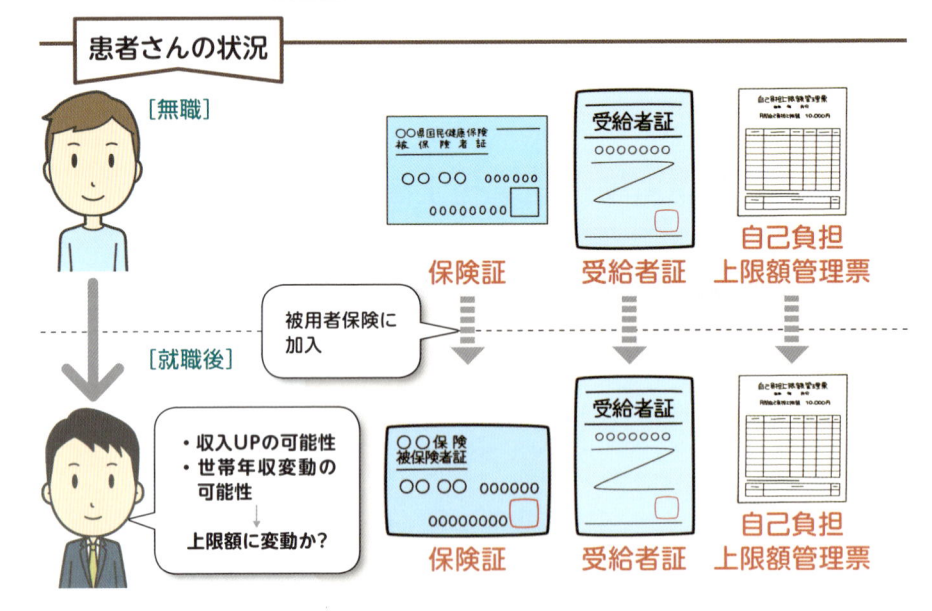

保険証変更の背景

保険証の変更には、退職して収入がなくなった、転職して収入が増えた、離婚をして世帯収入が下がったなど、世帯の状況に変化が起こった可能性が考えられます。

公費負担医療制度は、患者や世帯の所得に応じて自己負担割合の区分が定められているので、医療保険が変わったことにより、自己負担割合の区分に変更が生じる可能性があります。

患者には一度役所の公費の申請窓口へ連絡するよう伝えて下さい。そのうえで診察当日の窓口では、公費を適用した清算を行ないます。保険証の変更にともなって自己負担割合に変更があった場合は、後日、追加徴収や償還手続きが必要になることを伝えておくと、のちのトラブルを未然に防ぐことができます。

● 保険証が変わった患者に伝えるべきこと

■ 精神通院医療の負担割合

公費
自己負担の10%を引いた額を負担する。

患者負担
所得に応じた上限額がある。

| 医療保険 70% | 20% | 10% |

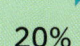

就職などの事情によって所得に変動が生じると、自己負担上限額も影響を受けます。

そこで……

1

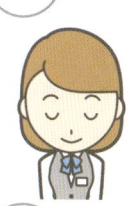

世帯年収の変化によって、支払いの上限額が変わる可能性があります。一度役所の窓口へ連絡するようにしてください。
また、診察当日の窓口では、公費を適用した清算を行ないます。後日、自己負担割合に変更があった場合は、追加徴収や償還手続きが必要になる可能性があります。

と伝える。

2 保険証を確認する

医療保険の種類を確認する

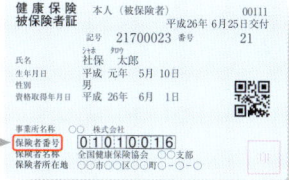

健康保険　被保険者証　本人（被保険者）　00111
平成26年 6月25日交付
記号 21700023　番号 21
氏名 社保 太郎
生年月日 平成 元年 5月 10日
性別 男
資格取得年月日 平成 26年 6月 1日
事業所名称 ○○ 株式会社
保険者番号 0 1 0 1 0 0 1 6
保険者名称 全国健康保険協会 ○○支部
保険者所在地 ○○市○○区○○町○-○-○

\ POINT! /

自己負担割合が変わる可能性がありますが、診察当日の公費負担医療制度を適用して清算します。

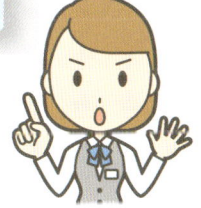

● 確認すべきこと

□ 保険証が変わったことを役所の担当窓口に伝えたか患者に確認する。

□ 担当窓口に伝えていないようなら、すぐに連絡するよう依頼する。

□ 患者には後日追加徴収か償還手続きが発生する可能性を伝える。

受給者証と自己負担上限額管理票

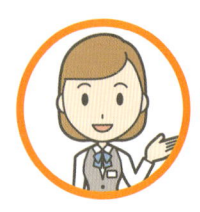

医療保険優先の公費で、「保険証」とともに、窓口での提出を患者に求める「受給者証」と「自己負担上限額管理票」。では、医療事務の仕事ではどこをどのようにチェックすればよいのでしょうか。

提出されたらココをチェック！

公費負担医療制度を利用する患者に発行される「受給者証」には、公費負担番号や受給者番号などレセプト請求時に不可欠な情報が書かれています。

窓口では必ず原本を確認させてもらい、有効期限が切れていないかなど受給資格の有無を確認しましょう。

一方の自己負担上限額管理票は、患者がその月に支払った額を管理するものです。公費負担医療制度のなかで患者に自己負担を求めるものには、月額の上限を定めたものがあります。

その額は、所得や疾患などによって区分されており、一人ひとり異なります。もし月の上限額に達した場合、以降の同月の診察は患者負担が0円になります。その管理をするのが「自己負担上限額管理票」で、医療機関や薬局でその都度自己負担額と累積額を記載します。

● 特定医療受給者証の確認ポイント

患者さんから提出された受給者証では、公費負担者番号、受給者番号、区分と上限額、疾患名と受診内容の一致、指定医療機関等の確認を行ないましょう。

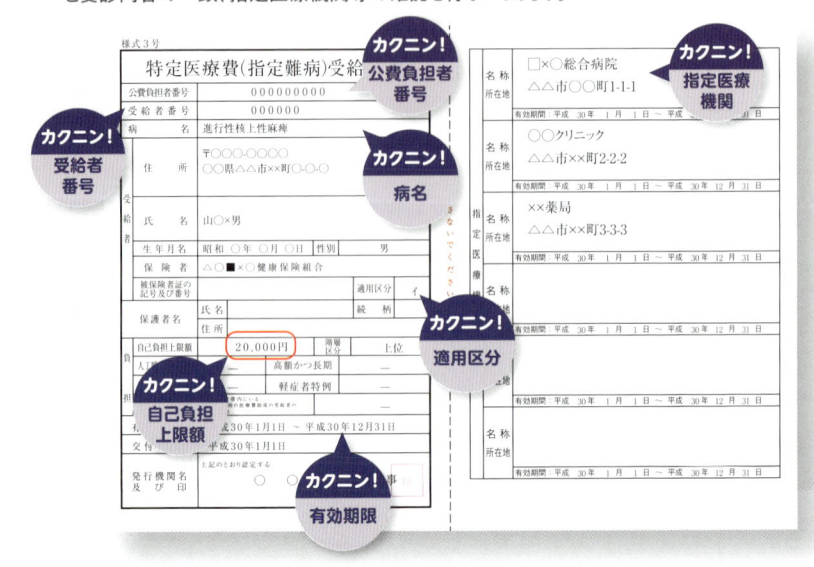

自己負担上限額管理票の記入のしかた

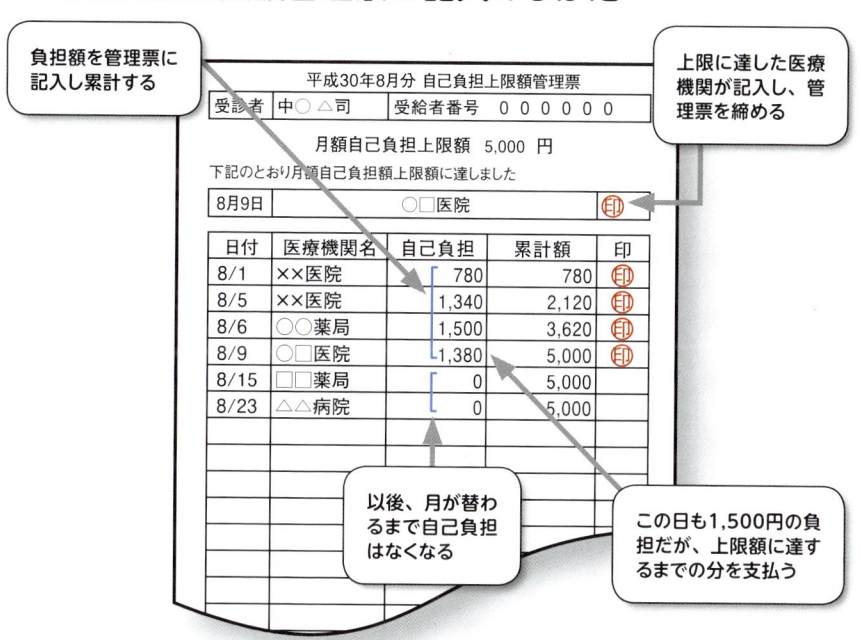

負担額を管理票に記入し累計する

上限に達した医療機関が記入し、管理票を締める

平成30年8月分 自己負担上限額管理票

受診者	中○ △司	受給者番号	000000

月額自己負担上限額　5,000 円

下記のとおり月額自己負担額上限額に達しました

8月9日	○□医院	印

日付	医療機関名	自己負担	累計額	印
8/1	××医院	780	780	印
8/5	××医院	1,340	2,120	印
8/6	○○薬局	1,500	3,620	印
8/9	○□医院	1,380	5,000	印
8/15	□□薬局	0	5,000	
8/23	△△病院	0	5,000	

以後、月が替わるまで自己負担はなくなる

この日も1,500円の負担だが、上限額に達するまでの分を支払う

難病等と他医療費助成制度の併用がある場合

難病と他医療費助成制度（障害、ひとり親、乳幼児等）を併用した場合、自己負担上限額管理票の記載に注意が必要となります。患者の負担がなかった場合でも、他医療費助成制度が負担した金額を記載しなくてはなりません。

■東京都の事例

障害の一部負担額は0円、一般の健康保険加入者（負担割合3割）の方で54公費を受給している場合（70歳未満の者）。自己負担上限月額2,500円

診療日	医・介の別	総額	医療保険・介護保険		特定医療（難病）		マル障	
			保険給付	一部負担	助成	一部負担	助成	一部負担
1日目	医療保険	11,000	7,700	3,300	1,100	2,200	2,200	0
2日目	医療保険	10,000	7,000	3,000	2,700	300	300	0
3日目	介護保険	20,000	18,000	2,000	2,000	0	0	0
合計		41,000	32,700	8,300	5,800	2,500	2,500	0

特定医療（難病）の自己負担上限額管理票には、この金額を記載する

患者の最終的な負担（窓口徴収額）

受給者証をめぐるトラブル

患者が受給者証を忘れてきた

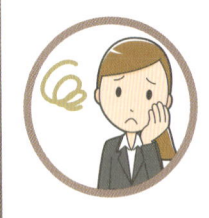

先日、来院した患者が被爆者の一般疾病の受給者証（手帳）を忘れたと申告しました。初診の患者の方なのですが、先輩の指示を受けて公費負担医療制度は適用しないで清算しました。患者は不服そうでしたが、本来はどのように対応すべきなのでしょうか？

患者さんの状況

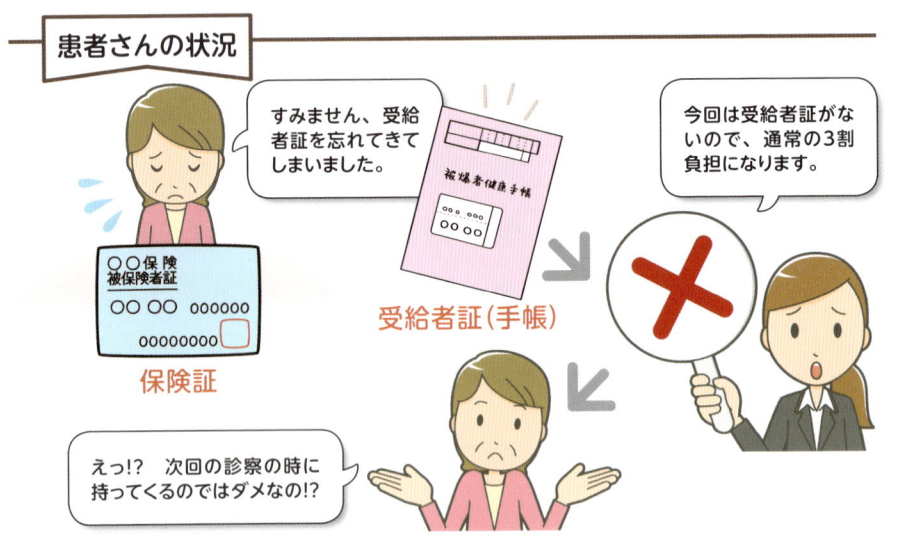

すみません、受給者証を忘れてきてしまいました。

今回は受給者証がないので、通常の3割負担になります。

受給者証（手帳）

保険証

えっ!?　次回の診察の時に持ってくるのではダメなの!?

トラブルを防ぐために

　公費負担医療制度の受給者証は、制度利用のうえで欠かせないものです。でも、患者のなかには受給者証の意味を理解せず、「いつも同じ診療だからいいじゃない」と持参しない人もいます。

　保険証を忘れた患者が10割負担になるのと同じように、受給者証を持参しなかった場合、原則、公費負担医療制度は利用できません。受給者証には公費負担者番号と受給者番号、疾患名、有効期限などが記載されており、原本が確認できないと大きなトラブルになる可能性があるからです。よく来院する患者でも、たとえば有効期限が切れていた場合、患者による再申請が行なわれていないと公費適用となりません。

　疾病によっては、後日持参することを条件に公費適用とするといった判断を下す医療機関もあるかもしれませんが、3割徴収を原則と心得るべきでしょう。

● 原則として1〜3割を負担してもらいます

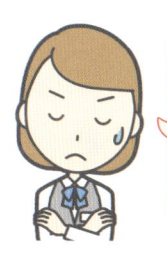

受給者証を確認できないと以下のようなリスクが生じます。

❶公費負担者番号、疾患名、受給者番号などが確認できない。

❷有効期限が切れている可能性がある。

いずれもトラブルの原因となります。

［原則通り1〜3割負担］

患者さんに3割を負担してもらいましょう。

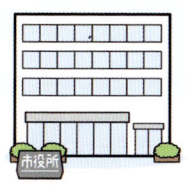

ただし、後日役所に届けると償還払いが可能となります。

［特例的に公費適用］

高額な医療費になる場合など、後日持参することを条件に公費を適応します。

**ただし、
有効期限が切れていたなどの
トラブルの原因となるため、
窓口での判断は厳禁です。**

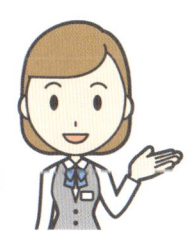

\ POINT! /

受給者証を忘れた患者は、トラブルを防ぐために自己負担3割を徴収の原則とする。

● 確認すべきこと

☐ 受付時に自己負担が発生することを伝えつつ、事務長などに状況を報告する。

☐ 疾病などによっては特例的に公費を適用する可能性もある。

自己負担上限額管理票をめぐるFAQ❶

患者が自己負担上限額管理票を忘れてしまった場合

毎月2回来院する精神通院医療の受給者証を持つ患者が、当月2回目の診察で自己負担上限額管理票を忘れてきました。当月の初回の診療として処理しましたが、前回の診察内容や処方は院内に記録が残っています。2回目として処理したらダメなのでしょうか?

　一部の公費負担医療制度は、患者や世帯の収入に応じて自己負担上限が設定されています。管理票に示されている上限額に達した場合、次回以降の診察や薬局の費用は公費が負担し、その日以降、月内の患者自己負担が0円になります。

　この過程で医療機関と薬局が相互に患者の自己負担を管理するための書類が、自己負担上限額管理票です。

　今回のケースでは、公費が適用される医療機関や薬局は指定されているので、問い合わせや領収書の確認をすれば前回の自己負担額はわかりますが、患者が自己負担上限額管理票を忘れた場合は、原則、公費は適用せず、医療保険の自己負担額を徴収します。

解決方法

\ POINT! /

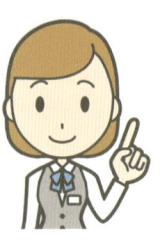

上記では原則医療保険の自己負担額を徴収すると説明しましたが、自治体で対応も異なります。自治体サイトのQ&Aなどを参考にするとよいでしょう。

● 確認すべきこと

☐ 受付の際に上限額管理票を忘れたことが確認できたら、医療保険となることを伝える。

☐ 次回上限額管理票を持参したら、差額が返金されることも伝える。

自己負担上限額管理票をめぐるFAQ❷

訪問診療のためにその場で一部負担金を請求することができない場合

> 勤務先の病院の医師が訪問診療を行なっているのですが、訪問診療では出先で毎回一部負担金を徴収はせず、翌月にまとめて請求しています。この場合、自己負担上限額管理票にはどのように記載したらよいのでしょうか。

　公費負担医療の自己負担は、指定医療機関を受診した日に徴収するのが原則ですから、自己負担額および累積額の記載も当該受診した日に行ないます。

　しかし、訪問診療や訪問看護を利用した患者さんに対しては、利用月の翌月に医療費を請求することがあります。この場合は、請求月ではなく利用した月の自己負担累積額を確認した上で、徴収してください。

　自己負担上限額管理票の記載は、利用日の属する月に行ない、訪問診療が複数日にわたって行なわれた場合でも、その都度ではなく、月末の日付などでまとめて医療費総額や自己負担額を記載しても問題はありません。

解決方法

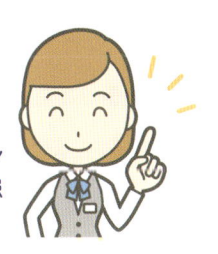

\ POINT! /

利用した月の累積額が上限に達していたら公費として請求し、達していない場合は自己負担分として患者さんから徴収してください。

● 確認すべきこと

☐ 訪問診療の際に利用月の自己負担限度額管理票を確認しましょう。

☐ 自己負担上限月額に達していない場合は、自己負担分を徴収することを伝えましょう。

自己負担上限額管理票の記入

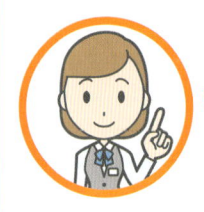

自己負担上限額管理票をひとりの担当者が一度にすべて記入することはありませんが、モデルとなる患者さんの通院歴と自己負担の履歴をもとに完成させてみましょう。
自己負担額の割合は、公費の種類によっても異なるので、これまで見てきた公費の解説を振り返りながら答えを導き出してください。

問題！

　Aさんは更生医療の公費負担を受ける患者さんで、月間自己負担の上限額は、5,000円です。（以下の金額は医療費の総額です）

　平成30年4月2日に○○総合病院で診察を行ない、25,000円の医療費がかかりました。その後、△△薬局にて調剤料8,000円の薬を支給されました。

　また、4月5日には××クリニックで診察を行ない、16,800円分の医療給付を受け、△△薬局で5,000円の薬をもらいました。

　そして、4月22日には再び○○総合病院で2,000円の診察を受けました。

　こうしたAさんの4月分の自己負担上限額管理票を完成させてください。

自己負担上限額管理票

平成　　年　　　月分

月間自己負担上限額：　　　　5,000円

日　付	医療機関名	自己負担額	自己負担累計額（月額）	徴収印
月　　日				
月　　日				
月　　日				
月　　日				
月　　日				
月　　日				
月　　日				
月　　日				
月　　日				

上記のとおり月額自己負担上限額に達しました。

日　付	医療機関名	自己負担額	自己負担累計額（月額）	徴収印
月　　日				

自己負担上限額管理票

平成　　　年　　　　月分

月間自己負担上限額：　　　　　5,000 円

更生医療の自己負担割合は1割です。指定難病では公費2割負担となるなど、公費の種類によっては異なります

日　付	医療機関名	自己負担額	自己負担累計額(月額)	徴収印
4 月　2 日	○○総合病院	¥2,500	¥2,500	
4 月　2 日	△△薬局	¥800	¥3,300	
4 月　5 日	××クリニック	¥1,680	¥4,980	
4 月　5 日	△△薬局	¥20	¥5,000	
月　　日				
月　　日				
月　　日				
月　　日				
月　　日				

通常の計算だと5,180円の負担になるが、上限額の5,000円に達したので5,000円と記入する

上記のとおり月額自己負担上限額に達しました。

日　付	医療機関名	自己負担額	自己負担累計額(月額)	徴収印
4 月　5 日	△△薬局			

上限額に達した△△薬局が管理票を締める

指定難病の自己負担上限額管理票には、医療費総額（10割）の記入欄があります。管理票の記入法は公費によって異なるので、書き方はそれぞれ覚えておくようにしましょう。

自己負担上限額の不備を見つけてしまった!

難病医療を利用する患者がおおよそ月3回来院します。毎月の自己負担上限額管理票を見る限り、前回の薬局の利用は月2回のはずですが、月末になっても薬局の記載が1回しかありません。処方箋は出ているのですが、このままにしてよいのでしょうか?

患者さんの状況

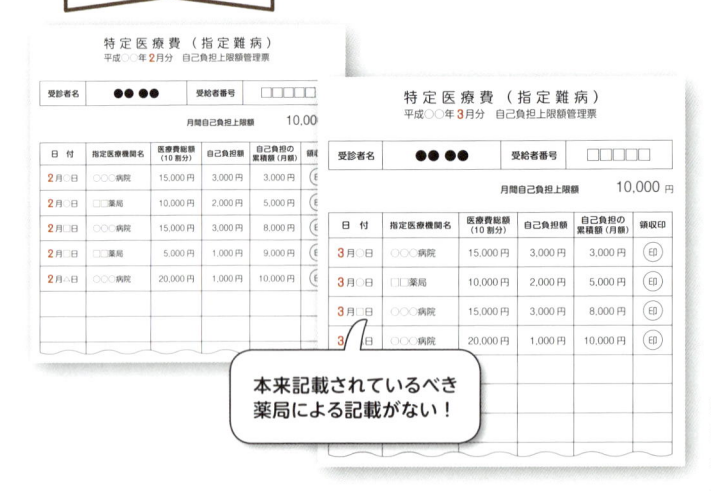

本来記載されているべき薬局による記載がない!

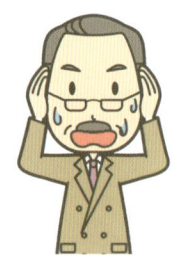

難病医療の公費を利用し、毎月2回薬局を利用。3月□日も薬を処方されている。

記載漏れを見つけたら……

1カ月の医療費総額を管理する自己負担上限額管理票は、指定医療機関と指定薬局が記入するものです。でも、持参忘れや記載ミスが発生する可能性もゼロではありません。

今回の事例では、薬局の記入忘れか患者が薬局へ行くときに管理票を持参し忘れた可能性が考えられます。

記載ミスや記載漏れが疑われたときは、患者に確認しつつ、当該の薬局などに問い合わせてみるといいでしょう。患者が管理票を忘れて2割負担で支払いを済ませ、その後の手続きをせずに翌月に持ち越した場合、償還払いもできます。

対応は自治体によりさまざまなため、自己負担上限額管理票の取り扱いがある医療機関では、自治体ホームページのQ&Aなども確認しましょう。

● **まずは薬局に記載のない理由を確認しましょう。**

\ POINT! /

患者に事情を確認しつつ、記載ミスや記載漏れが考えられる指定薬局などに問い合わせの連絡を入れます。考えられる原因は以下の2つです。

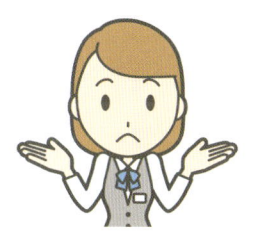

① 患者が提出を忘れた、もしくは薬局が記入を忘れた場合

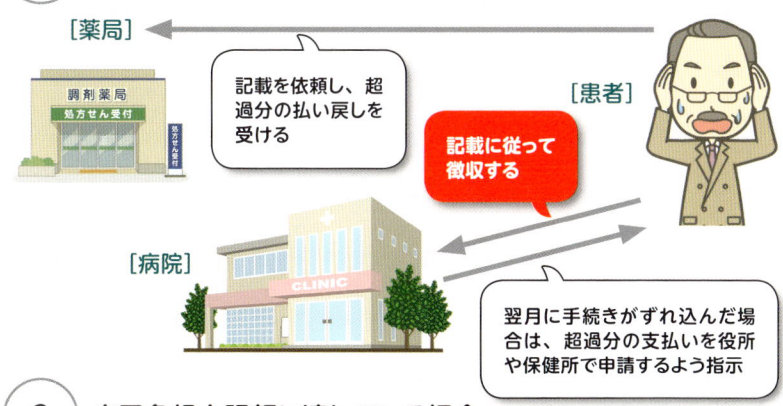

[薬局]

記載を依頼し、超過分の払い戻しを受ける

[患者]

記載に従って徴収する

[病院]

翌月に手続きがずれ込んだ場合は、超過分の支払いを役所や保健所で申請するよう指示

② 自己負担上限額に達している場合

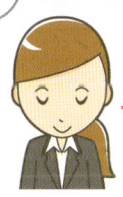

自己負担上限額に達したことを証明する意味でも、上限額に達した管理票を持参するようにしてください。

と伝える

● **確認すべきこと**

☐ 今回の窓口負担が正確でない可能性を伝える。

☐ 返金処理、償還払いの説明をする。

生活保護を受けている人の受診

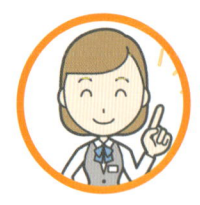

生活保護の公費負担医療制度を利用している人が医療機関を受診するときは、自治体や福祉事務所が発行する医療券や診察依頼書が必要となります。そのほかの公費負担医療制度とは少し異なるので、よく覚えておきましょう。

● 生活保護受給のしくみ

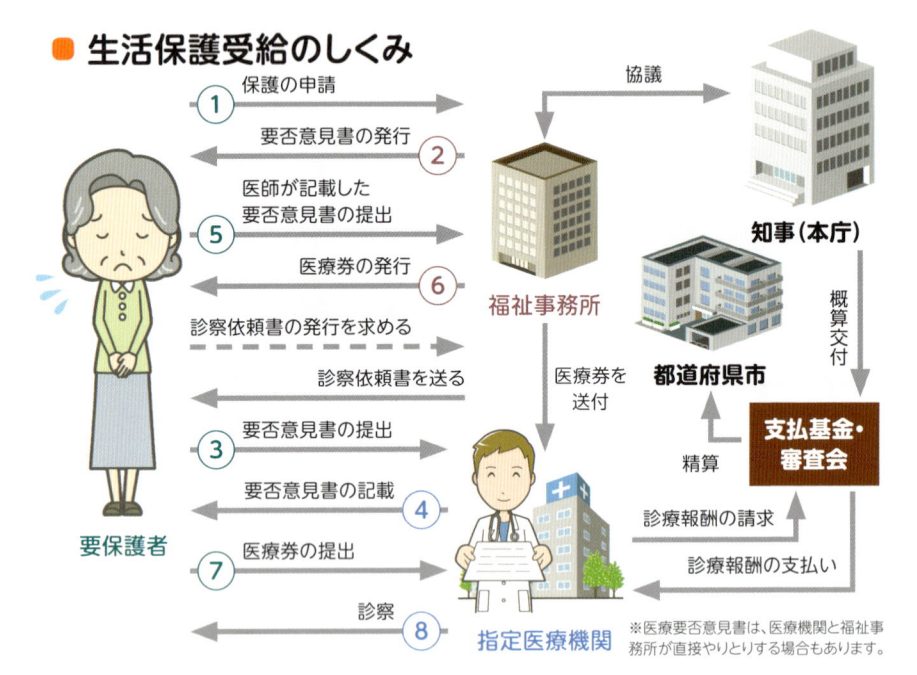

※医療要否意見書は、医療機関と福祉事務所が直接やりとりする場合もあります。

生活保護受給者の診療

　生活保護を受給する患者が医療機関で診療を受ける際、よくあるのは口頭で「生活保護を受けている」と申告するケースです。

　生活保護受給者が医療機関で受診するには、原則的に、自治体や福祉事務所が発行する医療券が必要です。

　医療券とは、本人または医師が福祉事務所に申請して発行されるものですが、手続きに時間がかかることが多いため、本人が窓口申請をすればすぐに発行される診察依頼書をもとに受診をするのが一般的です。

　医療扶助の受給を受けての受診に当たっては、厚生労働大臣の指定した国立の医療機関、あるいは都道府県知事・指定都市の市長が指定した「指定医療機関」である必要があります。

診察に必要なもの

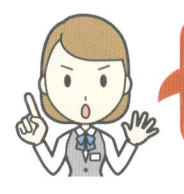

生活保護を受給されている方は、医療券もしくは診察依頼書がなくては医療扶助を受けることができません。

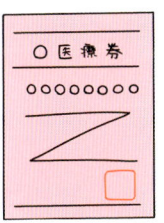

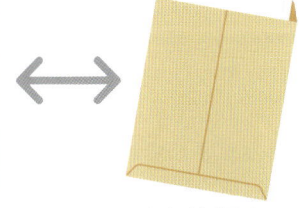

医療券 ⟷ **診察依頼書**

発行に少々時間がかかるため、まずは診察依頼書を発行してもらってください。市役所等の窓口で、「医療機関で受診したいので、"診察依頼書"を出してほしい」と伝えれば、すぐに発行してもらえます。

保険証と同じく生活保護の受給者であること、および医療機関と役所の双方で受給者が受診したことを確認するための書類です。発行してもらった依頼書は、医療券発行後も月に一度持参してください。万が一依頼書なしで受診した場合は、市役所等に受診したことを伝えてください。

※各自治体によって異なる場合があります。

　診察を行なう医療機関では、医療券や診察依頼書で患者が生活保護受給者であることを確認し、レセプト作成を行なうことができます。

依頼書発行が間に合わないとき

　とはいえ、ケガや病気は、突然になるもの。診察依頼書を持たずに医療機関を受診する生活保護受給者も、少なくありません。

　そんなときは症状に応じて、役所の窓口へ相談し、診察依頼書を発行してもらうよう患者に伝えつつ、役所などへ電話連絡を入れて生活保護の受給者かどうかの確認をしてください。

　医師は「正当な事由がなければ、診察治療の求めを拒んではならない」という応召義務を負っており、原則、診察を行なわねばならないためです。

特定疾病療養受療証（マル長）

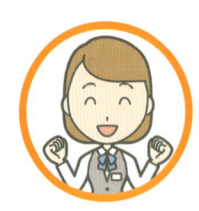

長期的に高額な治療を受ける必要がある疾病（特定疾病）に罹患した患者が、加入する医療保険の認定を受けると交付されるのが、特定疾病療養受療証（マル長）です。厳密には公費負担医療制度ではありませんが、公費同様、患者の負担軽減になる制度なので覚えておきましょう。

● マル長を持つ患者さんにお願いすべきこと

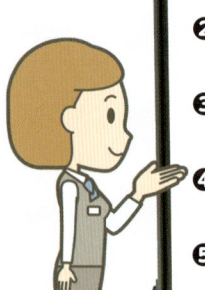

❶特定疾病療養受療証は、必ず保険証と一緒に提示すること。

❷保険者が変わったら特定疾病療養受療証の申請も行なうこと。

❸自己負担上限額は、各医療機関ごとのものであること。

❹特定疾病療養受療証は、各医療機関ごとに提示すること。

❺この制度は特定疾病以外の医療機関には適用できないこと。

レセプトの特記事項

　人工透析を実施している慢性腎不全や血友病、抗ウイルス剤を投与している後天性免疫不全症候群といった長期間高額な治療を受ける特定の疾病を対象にしたもので、加入する医療保険の保険者から認定を受けると、患者の自己負担に上限額が設定されます。

　患者負担が軽減されるのは公費負担医療制度と同じですが、特定疾病療養受療証（マル長）は、医療保険の保険者による医療サービスのひとつです。

　マル長の利用者が来院したら、窓口では必ず保険証とともに受療証を確認し、レセプトの特記事項に特定疾病療養受療証の利用が記載されるよう、レセプトコンピュータや電子カルテに登録します。

自己負担上限額の計算

　特定疾病療養受療証を利用する患者さ

● 特定疾病療養受療証のチェックポイント

特定疾病療養受療証の適用は、各医療機関ごとに行なわれるので、必ず保険証と一緒に提示してもらう必要があります。提示の際、下記の点について確認しなくてはなりません。

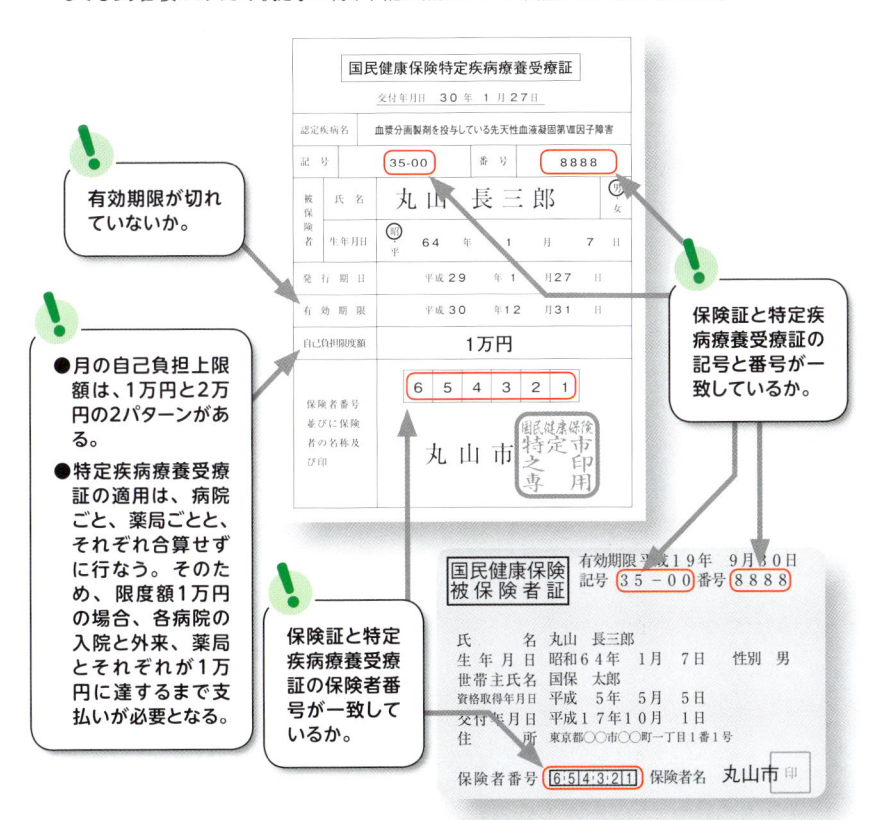

有効期限が切れていないか。

● 月の自己負担上限額は、1万円と2万円の2パターンがある。

● 特定疾病療養受療証の適用は、病院ごと、薬局ごとと、それぞれ合算せずに行なう。そのため、限度額1万円の場合、各病院の入院と外来、薬局とそれぞれが1万円に達するまで支払いが必要となる。

保険証と特定疾病療養受療証の保険者番号が一致しているか。

保険証と特定疾病療養受療証の記号と番号が一致しているか。

んの場合、一般的に、1回あたりの治療費が高額なので、数回の治療で自己負担上限額に達するケースがほとんどです。

ただ、医療機関と薬局で別々に患者負担額を計算する点が公費負担医療制度との大きな違い。

上限額が10,000円なら、医療機関で10,000円まで、薬局でも10,000円まで患者の自己負担が発生します。

また、特定疾病療養受療証（マル長）を利用した場合の医療費の負担割合は、

患者負担上限額（10,000円の場合）に達する前なら、医療保険7割、患者負担3割です。たとえば腹膜透析が1回あたり30,000円の場合、21,000円を医療保険に請求し、9,000円は患者が窓口で支払います。

しかし、2回目は前回9,000円支払っているので1,000円になります。

ただし、実際の透析患者はそのほかの公費も利用しているので、合わせて計算する必要があります。

難病指定医とは

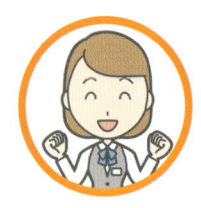

公費負担医療制度の多くは、申請時に指定医による書類が必要です。指定医とは、国の定めるいくつもの要件を満たした医師のことで、すべての医師が指定医であるわけではありません。勤務先の医師が指定医かどうか、確認しておくといいでしょう。

● 指定医療機関とは?

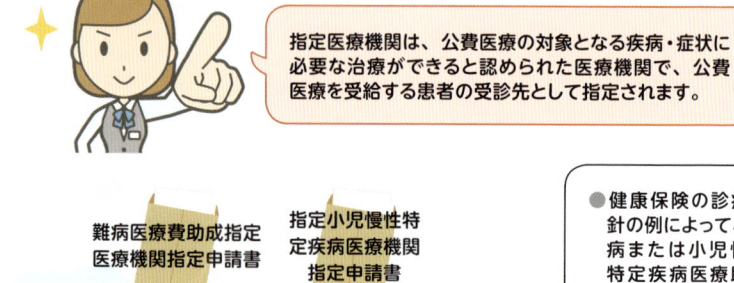

指定医療機関は、公費医療の対象となる疾病・症状に必要な治療ができると認められた医療機関で、公費医療を受給する患者の受診先として指定されます。

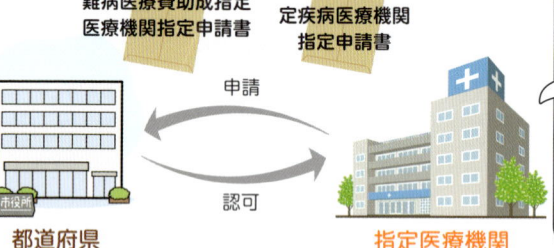

難病医療費助成指定医療機関指定申請書

指定小児慢性特定疾病医療機関指定申請書

申請

認可

都道府県

指定医療機関

● 健康保険の診療方針の例によって、難病または小児慢性特定疾病医療助成に関し、良質適切な医療を行なう。
● 難病または小児慢性特定疾病医療助成に関わる実施に関し、知事の指導を受ける。

指定医療機関と難病指定医

　公費負担医療制度の多くは、国が定めた「指定医療機関」で適用されます。

　指定医療機関とは、公費負担医療制度の対象となる疾病・症状に必要な治療ができる設備や人員であることを認可された医療機関のことで、公費負担医療制度申請時に、患者が通院する医療機関名を記載するのが一般的です。

　小児慢性特定疾患（法別番号52）や指定難病医療（法別番号54）といった公費負担医療制度については、申請時に難病指定医が作成した書類が必要となります。難病指定医とは、125ページの図中に示した①および②の条件を満たしたうえで、③か④を満たした医師に与えられる資格です。

　また、難病指定医のほかにもこれを補佐する協力難病指定医がありますので、勤務先の医師がどちらになるのか把握しておきましょう。

● 難病指定医と協力難病指定医

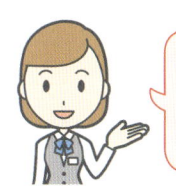

難病指定医とともにこれを補佐する協力難病指定医があります。指定医療機関に勤務する方は、勤務先の医師がどちらに指定されているのか、しっかり把握しておきましょう。

❶診断または治療に5年以上従事した経験を有すること。
❷診断書を作成するのに必要な知識と技能を有すること。
❸厚生労働省が定める学会が認定する専門医の資格を有すること。
❹都道府県知事の行なう研修を修了していること。

❶診断または治療に5年以上従事した経験を有すること。
❷診断書を作成するのに必要な知識と技能を有すること。
❸都道府県知事の行なう研修を修了していること。

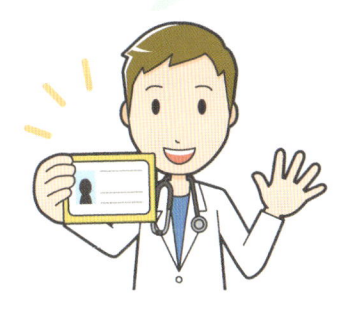

難病指定医

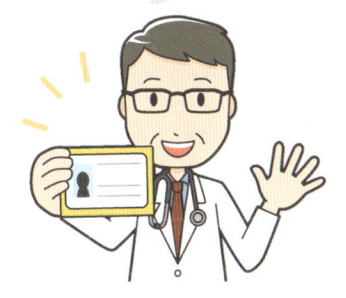

協力難病指定医

	診断書（臨床調査個人票）作成（新規）	診断書（臨床調査個人票）作成（更新）
難病指定医	○	○
協力難病指定医	×	○

難病指定医と協力難病指定医では診断書の取扱いに差がある。

特定疾病療養受療証（マル長）申請の手順

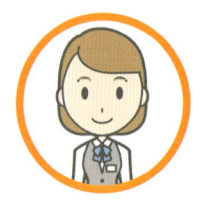

特定疾病療養受療証（マル長）は、保険者に医師が記入した意見書を提出することで交付されます。医療機関によっては特定疾病と診断された患者にマル長の申請手続きを説明することもあるので、レセプト作成の注意点などと合わせ、手順を覚えておきましょう。

＼患者さんへの説明シート／

特定疾病療養受領証の申請から受け取りまで

① 意見書を入手

国保の場合： 各自治体の保険証発行窓口で受け取るか、ホームページからダウンロードしてください。

社保の場合： 各事業所・共済組合などに問い合わせ、郵送してもらってください。

意見書（未記入）

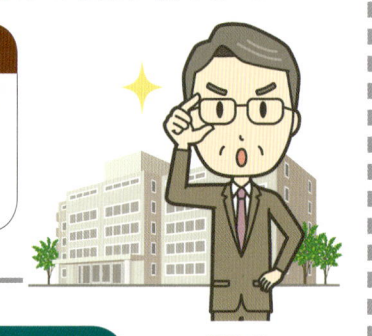

保険者
（市区町村／
企業・共済組合等）

④ 申請

意見書ほか、必要書類を集めて保険者に特定疾病療養受療証の申請を行ないます。

必要書類

交付！

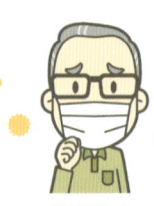

患者さん

② 意見書を提出

患者さんもしくは代理人が、意見書を医療機関の窓口へ持っていきます。

③ 意見書を受け取る

医師が記入した意見書が患者さんのもとへ届きます。

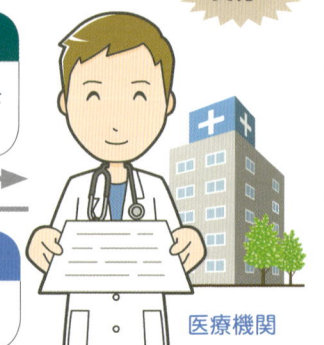

医療機関

加入する医療保険と申請先

特定疾病と診断された患者が特定疾病療養受療証（マル長）を申請するときに必要なものは、本人確認用書類、マイナンバー確認書類、保険証、そして医師による意見書（要否意見書）です。

医師による意見書は、各保険者のホームページから書式をダウンロードすることもできます。

診断を受けた医療機関へ書式を預ければ、数日中に医師が記入してくれるので、加入している医療保険が地域保険（国民健康保険）の場合は市区町村の窓口へ、職域保険（被用者保険）の場合は各保険者へ、必要書類とともに郵送します。

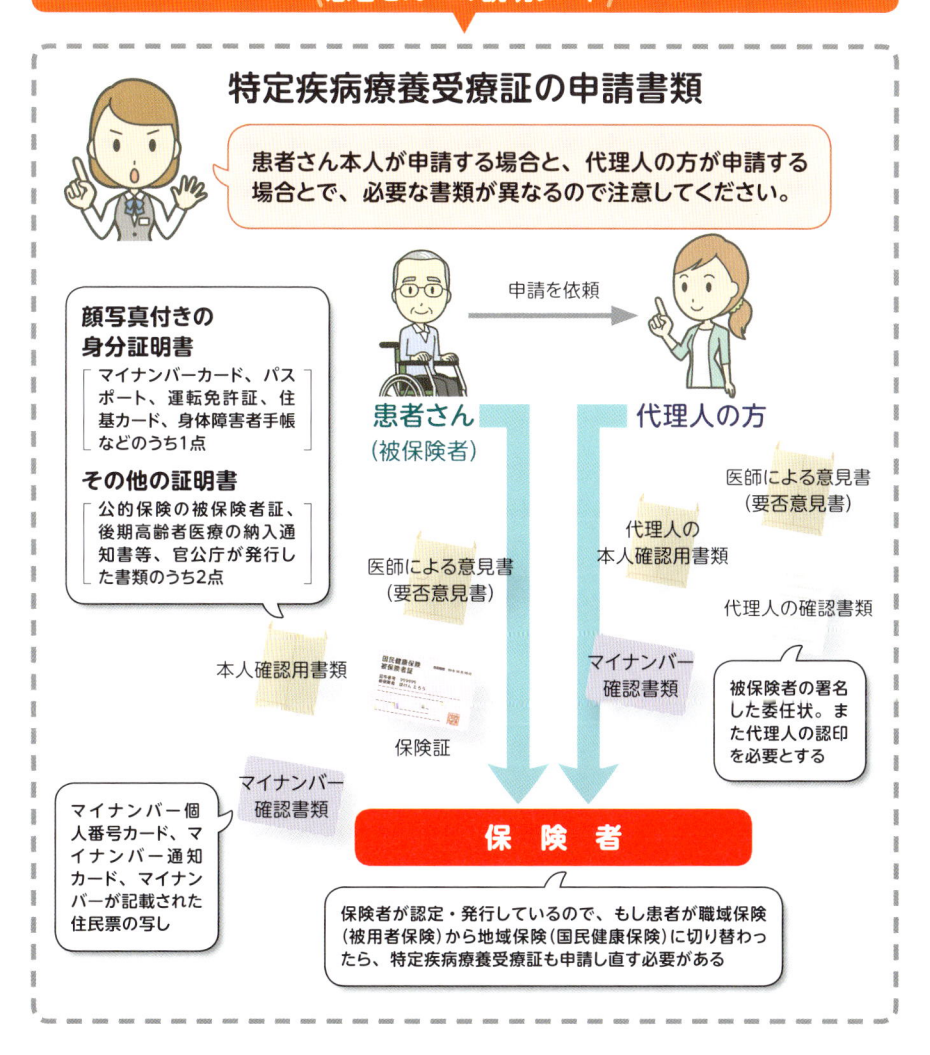

患者さんへの説明シート

特定疾病療養受療証の申請書類

患者さん本人が申請する場合と、代理人の方が申請する場合とで、必要な書類が異なるので注意してください。

申請を依頼

患者さん（被保険者）　→　**代理人の方**

顔写真付きの身分証明書
マイナンバーカード、パスポート、運転免許証、住基カード、身体障害者手帳などのうち1点

その他の証明書
公的保険の被保険者証、後期高齢者医療の納入通知書等、官公庁が発行した書類のうち2点

医師による意見書（要否意見書）

医師による意見書（要否意見書）

代理人の本人確認用書類

代理人の確認書類

本人確認用書類

保険証

マイナンバー確認書類

マイナンバー確認書類

被保険者の署名した委任状。また代理人の認印を必要とする

マイナンバー個人番号カード、マイナンバー通知カード、マイナンバーが記載された住民票の写し

保 険 者

保険者が認定・発行しているので、もし患者が職域保険（被用者保険）から地域保険（国民健康保険）に切り替わったら、特定疾病療養受療証も申請し直す必要がある

公費負担医療制度を利用するには

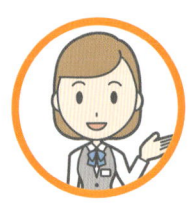

公費負担医療制度を利用するには、患者本人か代理人が保健所や自治体、福祉事務所などの窓口へ出向いて申請する必要があります。ほとんどの公費負担医療制度で共通する、申請から利用までの流れを理解しましょう。

患者さんへの説明シート

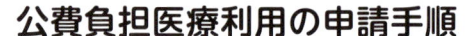

公費負担医療利用の申請手順

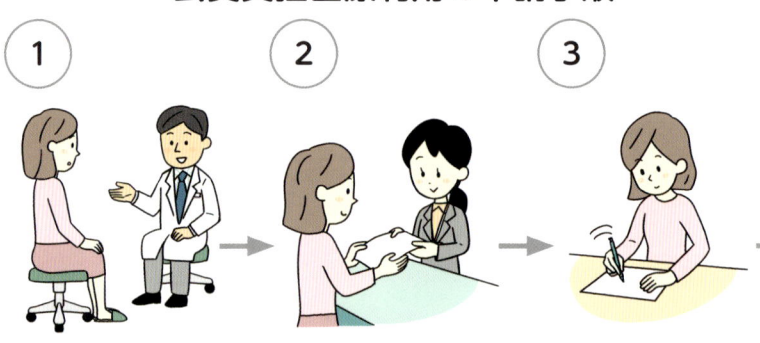

1
医療機関で受診した際に公費申請を勧められる。

2
保健所や自治体の窓口で申請書を受け取る。

3
必要事項を記載する。

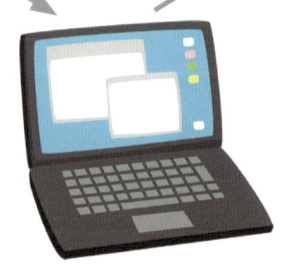

近年ではホームページからダウンロードしてプリントする例も多い。

早めの手続きを求めよう

　特定の症例の患者が医療機関での診断次第で医師やソーシャルワーカーから公費負担医療制度の申請を勧められます。

　ほとんどの制度で、申請に必要な書類を保健所や自治体、福祉事務所の窓口で用意しているほか、ホームページからもダウンロードできるので、患者本人や家族に書類を入手をしてもらいましょう。

　医師が記入すべき書類がある場合は、入手し次第、医療機関に提出してもらいます。医師による書類と本人による必要事項の記入が済んで準備ができたら、申請窓口に提出し、受給者証や自己負担上限額管理票を交付してもらいます。

　制度によっては、申請後に審査が行なわれて交付が認められなかったり、申請から交付まで数カ月を要したりするものもあります。早くから公費を利用した治療を行なったほうがよい疾病もあるので、医療機関から公費の利用申請を勧められた患者には、できるだけ早く手続きをするように伝えましょう。

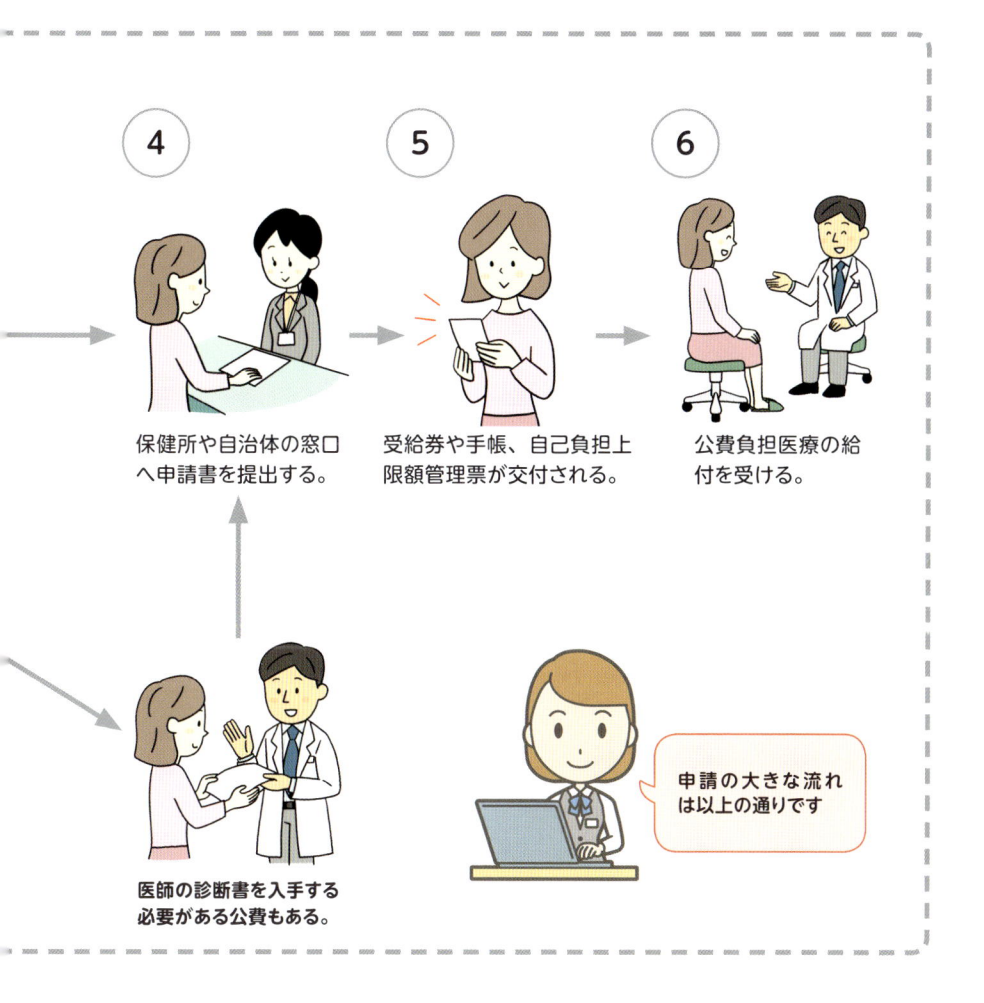

4　保健所や自治体の窓口へ申請書を提出する。

5　受給券や手帳、自己負担上限額管理票が交付される。

6　公費負担医療の給付を受ける。

医師の診断書を入手する必要がある公費もある。

申請の大きな流れは以上の通りです

結核医療の公費申請の手順

結核と診断された患者を対象に、治療と感染拡大を防ぐことを目的とした公費負担医療制度です。結核と診断されたら公費申請できるので、患者には直ちに手続きを行なうよう伝えて下さい。

患者さんへの説明シート

結核医療の公費申請の仕方

1

入院勧告書をもらいます。

入院勧告を受けた場合

必要書類を記入する

医療機関

患者さん

2

診察を受けます。

通院医療の場合

3

診断書と3カ月以内に撮影されたX線写真を受け取ってください。

6カ月後の再申請が必要

患者の症状悪化と感染拡大を防ぐ意味でも、早期の診察・治療が求められるのが感染症です。なかでも結核は、咳などの飛沫によって空気感染をするので、結核菌の保有と「排菌」が認められた患者は、すぐ入院となります。

結核と診断されたら、患者やその代理人は保健所に診断書と公費負担医療申請書、X線写真などの書類を揃えて申請をします。承認されると、患者のもとには「医療費公費負担決定通知書」が届くので、必ず持参するよう伝えてください。公費受給できる承認期間は、6カ月に達する前の月末となっているので、6カ月を過ぎても治療が必要な場合は、再度申請となります。公費対象の検査・薬剤などが定められているので、きちんと確認するようにしましょう。

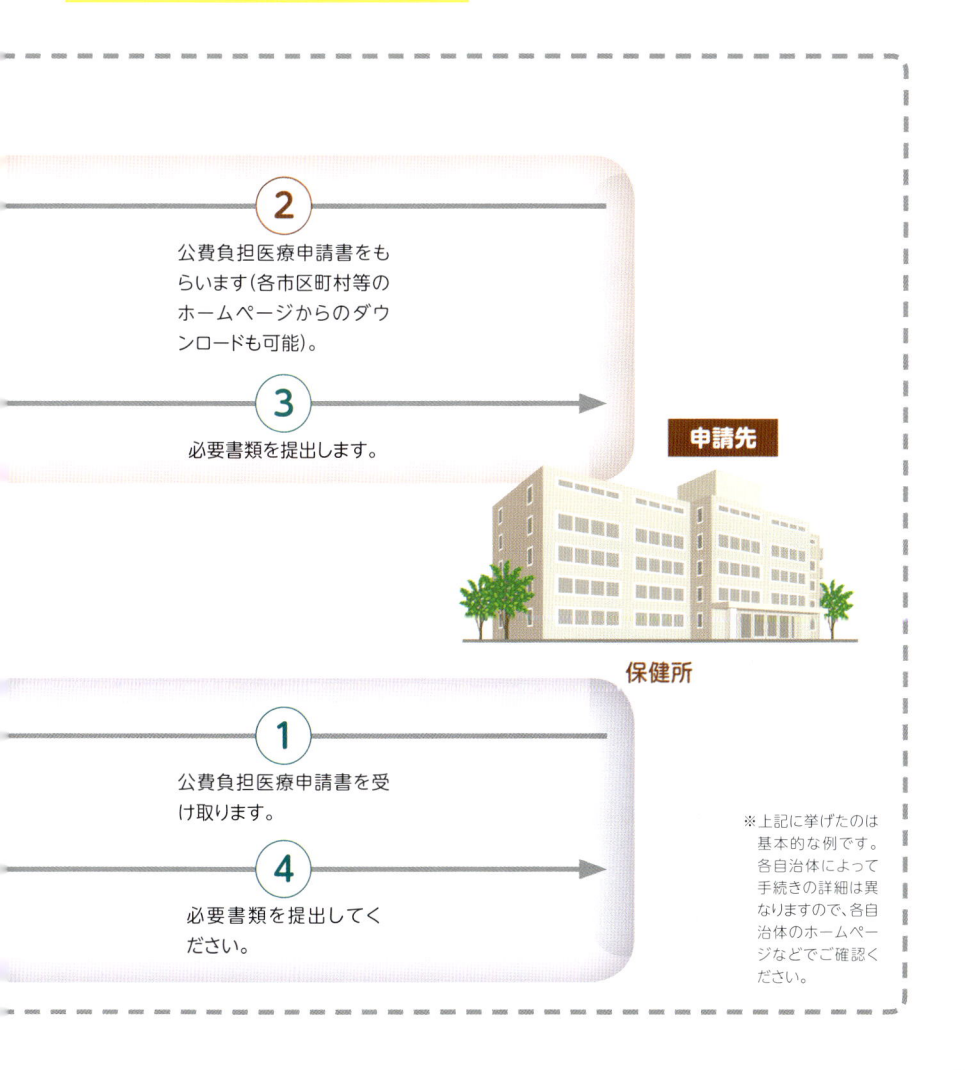

2 公費負担医療申請書をもらいます(各市区町村等のホームページからのダウンロードも可能)。

3 必要書類を提出します。

申請先

保健所

1 公費負担医療申請書を受け取ります。

4 必要書類を提出してください。

※上記に挙げたのは基本的な例です。各自治体によって手続きの詳細は異なりますので、各自治体のホームページなどでご確認ください。

生活保護（医療扶助）の公費申請の手順

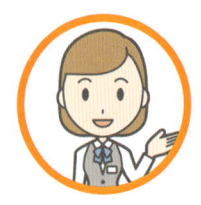

生活保護受給者でも、職域保険（被用者保険）として医療保険に加入している場合、医療扶助は自己負担分3割のみとなり、残りの7割は医療保険となります。患者自身の「生活保護を受けている」という申告だけで処理しないよう、気をつけましょう。

患者さんへの説明シート

生活保護による医療扶助の公費申請の仕方

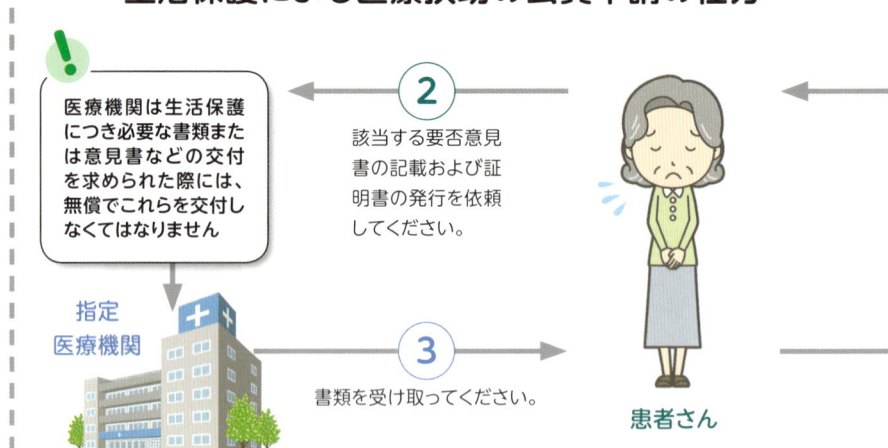

！ 医療機関は生活保護につき必要な書類または意見書などの交付を求められた際には、無償でこれらを交付しなくてはなりません

2 該当する要否意見書の記載および証明書の発行を依頼してください。

指定医療機関

3 書類を受け取ってください。

患者さん

発行には時間がかかる

　生活保護法に基づく医療扶助は、本来申請による手続きを経て発行される「医療券」が必要です。診察を希望する本人または代理人、または医師が福祉事務所へ申請すると要否意見書が発行され、これに指定医療機関が診察の要否を判断・記入して福祉事務所に書類を提出すると発行される仕組みになっています。

　ただ、医療券は発行に時間がかかるため、本人または代理人が役所の窓口で「診察依頼書」を出してもらって受診し、のちに発行された医療券が医療機関へ送付されるケースが一般的です。

　とくにケガや病気は、突然になるもの。診察依頼書を持たずに医療機関へ受診にやってくる生活保護受給者も、少なくありません。そんなときは症状に応じて、役所の窓口へ相談し、診察依頼書を発行

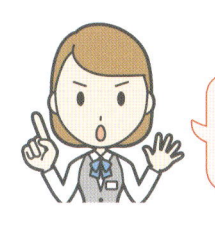

医師は「正当な事由がなければ、診察治療の求めを拒んではならない」という応召義務を負っており、原則、診察を行なわねばなりません。

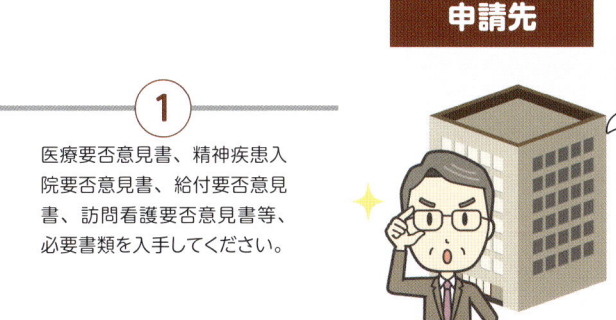

申請先

① 医療要否意見書、精神疾患入院要否意見書、給付要否意見書、訪問看護要否意見書等、必要書類を入手してください。

④ 要否意見書、申請書等、必要書類を提出してください。

福祉事務所

提出された要否意見書を検討し、医療の要否、他法の適用を確認したうえで医療扶助の可否を決定する

※上記に挙げたのは基本的な例です。各自治体によって手続きの詳細は異なりますので、各自治体のホームページなどでご確認ください。

してもらうよう患者に伝えつつ、医療機関としては役所などに生活保護の受給者かどうかの確認を行なってください。

指定医療機関での確認事項

生活保護受給者の診察を行なう医療機関では、医療券か診察依頼書で生活保護受給者かどうかや、医療保険の加入の有無などを確認し、正しく請求する必要があります。

ただ、診察依頼書も持参しないで受診する生活保護受給者もいます。その場合は、生活保護受給者かどうか、役所などに確認の電話を入れて確認したうえで、受付をするようにしましょう。休日や夜間などの緊急時は、患者に保護決定通知書の持参・提出を依頼し、翌日以降に医療券・診察依頼書の提示するよう指示を出してください。

更生医療の公費申請の手順

更生医療の対象となるのは、視覚や聴覚、肢体などに不自由がある人や、心臓や腎臓、肝臓の機能に障害がある人です。人工透析を受けている人も対象となり、近年増えている公費でもあるので、申請の仕方を押さえ、説明できるようにしておきましょう。

患者さんへの説明シート

更生医療の公費申請の仕方

医療機関によっては、自立支援医療費(更生医療)意見書を直接市区町村の窓口、もしくは福祉事務所へ郵送してくれるところもあるので、確認をしておくとよいでしょう。

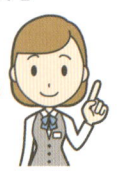

2 自立支援医療費(更生医療)意見書を医療機関に提出します。

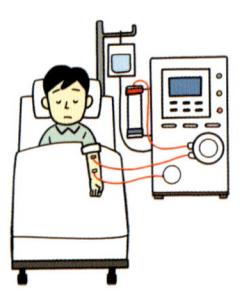

患者さん

医療機関

3 医師が記入した自立支援医療費(更生医療)意見書を受け取ってください。

4 患者さん本人か代理人の方が自立支援医療費(更生医療)支給認定申請書の必要事項を記入します。

書類を忘れないよう念押しを

更生医療の対象となるのは、身体障害者手帳を持つ、18歳以上の人です。また、患者の持つ障害の程度が治療によって軽減したり、機能向上が認められたりといった、確実な効果が期待できる治療だけが対象です。そのため、治療を行なっている医師や医療機関から更生医療の利用を勧められて申請に至るケースがほとんどです。

更生医療の申請は、市区町村の障害者福祉課窓口か福祉事務所で行ないます。

患者やその代理人のいずれかに出向いてもらい、「自立支援医療費（更生医療）支給認定申請書」と「自立支援医療費（更生医療）意見書」などの申請書類を入手し、手続きを行なってもらいます。

また、申請の際には意見書と申請書のほかに身体障害者手帳の写しや世帯の市区町村民税証明書が必要になります。

手続き完了後、患者の自宅に受給者証と自己負担上限額管理票が届くので、来院時に必ず持参するよう伝えて下さい。

自立支援医療
（更生医療）意見書

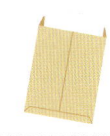

1
自立支援医療費（更生医療）支給認定申請書、自立支援医療費（更生医療）意見書（概略書・見積り明細書）などを入手してください。

5
申請に必要な書類を提出してください。

6
受給者証・自己負担上限額管理票が交付されます。

申請先

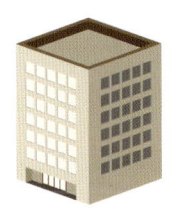

福祉事務所

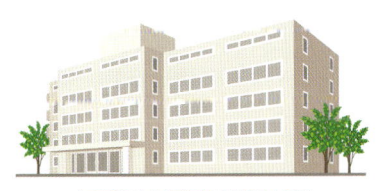

市区町村（障害者福祉課）

※上記に挙げたのは基本的な例です。各自治体によって手続きの詳細は異なりますので、各自治体のホームページなどでご確認ください。

精神通院医療の公費申請の手順

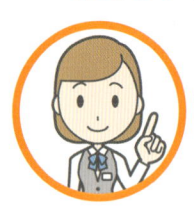

継続的な治療が必要な精神障害や統合失調症、てんかんなどを患っている患者を対象とする公費負担医療制度です。受給中に快方に向かい、症状が消失している患者でも、その状態を維持し、再発予防のために治療を続ける必要がある場合は対象となります。

患者さんへの説明シート

精神通院医療の公費申請の仕方

自立支援医療(精神通院)用診断書は、精神保健指定医、その他精神障害の診断または治療に従事する医師であり、指定医療機関で、精神通院医療を担当する医師が記載します

2

自立支援医療(精神通院)用診断書を医療機関の受付窓口に提出し、記載を依頼してください。

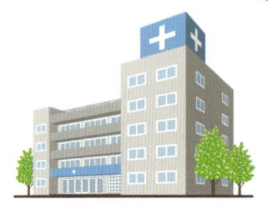

指定医療機関

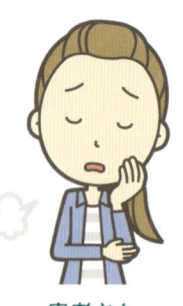

患者さん

3

医師が記入した自立支援医療(精神通院)用診断書を受け取ります。

有効期間は1年以内

精神科やメンタルクリニックにかかり、通院が必要だと診断された患者には、まずは公費による助成があることを伝え、自治体の社会福祉課や保健所、自治体ホームページなどで書類を入手するよう伝えましょう。自立支援医療（精神通院）用診断書は、ほかの公費同様、医師が記入するので、入手次第、医療機関に提出するように伝えてください。

患者は、自立支援医療（精神通院）申請書を記入し、世帯全員の保険証の写しや、世帯構成がわかる住民票を用意し、窓口へ提出します。提出時には、指定医療機関と指定薬局の名称の記載も必要です。

申請後数カ月で、市区町村から患者のもとへ「受給者証」と「自己負担上限額管理票」が届きます。

有効期間は1年以内ですが、有効期限の3カ月前から更新申請が行なえるので、期限が近付いてきたら患者にひと言伝えてあげるとよいでしょう。

1

市区町村の社会福祉課に直接出向くか、各市区町村のホームページから自立支援医療(精神通院)用診断書と自立支援医療(精神通院)申請書を入手します。

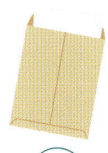

4

必要書類を各市区町村の社会福祉課か福祉事務所に提出してください。

5

受給者証と、自己負担上限額管理票が交付されます。

申請先

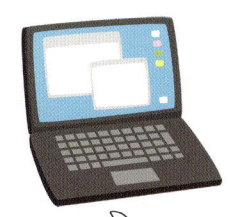

各市区町村のホームページからダウンロードします

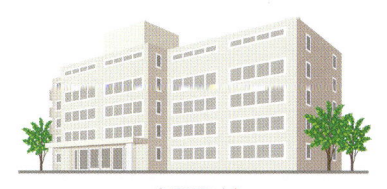

市区町村
（社会福祉課）

※上記に挙げたのは基本的な例です。各自治体によって手続きの詳細は異なりますので、各自治体のホームページなどでご確認ください。

未熟児養育医療の公費申請の手順

母子保健法に基づく未熟児のための公費負担医療制度です。出生時の体重が2000g以下か、運動が異常に少ない、痙攣がある、体温が34度以下、出血傾向が強い、呼吸が弱いといった症状などを有している赤ちゃんが対象となります。

患者さんへの説明シート

未熟児養育医療の公費申請の仕方

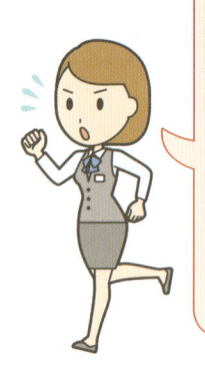

未熟児医療の指定医療機関は、

● 産科または小児科を標榜している。
● 独立した未熟児用の病室を有する。
● 保育器、酸素吸入装置、その他未熟児養育医療に必要な器具を有している。
● 未熟児養育に習熟した医師及び看護師を適当数有する。

の条件を満たさなくてはなりません。

意見書は無料交付が原則です

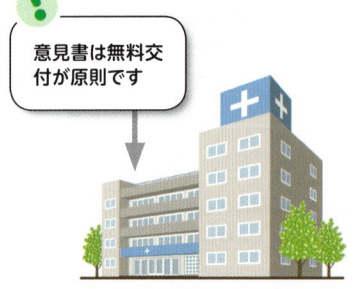

医療機関

1

未熟児の誕生後、養育医療給付意見書を受け取ります。

利用申請は居住地の役所へ

体重や身体機能が未熟なまま生まれてきた乳児に対し、必要な医療を給付するのが母子保健法に基づく養育医療（法別番号23）です。

妊婦が切迫早産や胎児発育不全といったリスクを伴う場合、指定医療機関で出産や帝王切開を行なうか、出生後に緊急移送して治療を行なわれるので、乳児の保護者は医師から無料交付される「養育医療給付意見書」を出してもらったら、公費の申請をすることになります。

書類の提出先は居住地の役所です。養育医療券が発行されるので、医療費の精算時に提示してもらいましょう。以後、1歳の誕生日の前々日までが公費の給付期間となります。

医療保険との併用となり、保護者の所得によっては自己負担が生じますが、退院時の窓口では医療費を徴収しません。所得区分の確定後、自己負担分があれば自治体から各家庭へ請求がされる仕組みになっています。

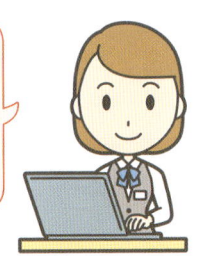

未熟児医療の指定医療機関は数が少なく、クリニックに勤務している限りなかなか出合うことはありません。産婦人科から指定医療機関へ転院させる場合の情報提供として覚えておきましょう。

申請先

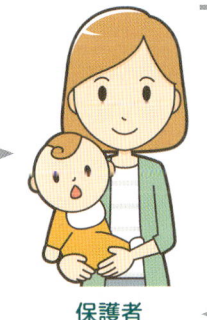

②
養育医療給付申請書、養育医療給付意見書等、必要書類を提出してください。

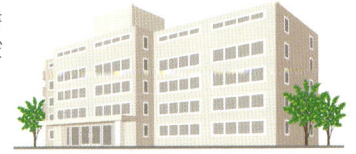

未熟児の居住地の市区町村

保護者

③
養育医療券（養育券）が交付されます。

※上記に挙げたのは基本的な例です。各自治体によって手続きの詳細は異なりますので、各自治体のホームページなどでご確認ください。

小児慢性特定疾患の公費申請の手順

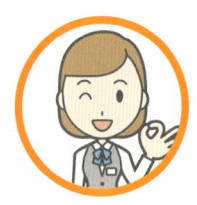

小児慢性特定疾患医療支援事業（法別番号52）は、難病医療の子ども版。18歳未満で対象疾患に罹患している人が対象です。必要な書類が非常に多く、また自治体ごとの差異も大きいので、漏れのないよう、確認してもらうことが必要です。

＼患者さんへの説明シート／

小児慢性特定疾患の公費申請の仕方

小児慢性特定疾患指定医が「医療意見書」を準備します

医療機関

2

該当する疾病の要否意見書を医療機関の受付窓口に提出し、記載を依頼してください。

3

カルテをもとに作成した要否意見書を受け取ってください。

4

申請書に記入し、必要な書類を揃えてください。

！

出生体重と出産月齢は患者さん側が記入します

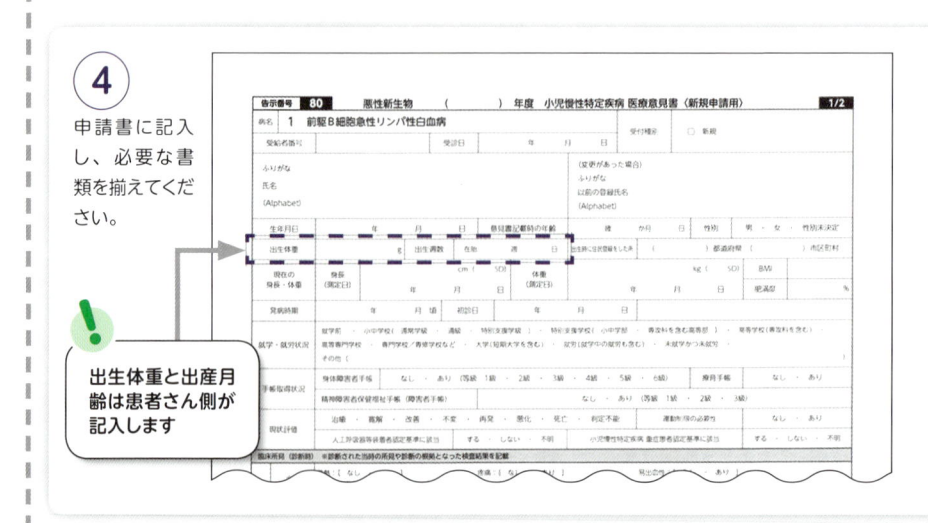

必要書類が多いので注意を！

18歳未満の子どもが医療機関で小児慢性疾患と診断を受けたら、公費申請ができます。受診した医療機関が小児慢性特定疾患指定医であれば、患者の保護者は医師に書類の記載を依頼します。

必要書類を保健所の窓口か、保健所のホームページからダウンロード後、申請に必要な書類は「小児慢性特定疾患医療受給者証交付申請書」、疾患ごとの「医療意見書」、「医療意見書の研究利用につ

いての同意書」、住民税や所得税等の証明書、世帯構成が確認できる住民票、保険証の写しなどを揃えます。このほか地域によって必要な書類が異なる場合もあるので、患者の保護者には一度保健所へ相談するよう伝えてください。

書類がすべて揃ったら、患者かその家族などが保健所へ出向いて提出します。18歳未満の利用者本人でも申請は可能ですが、上記の通り必要書類が多いため、不備を防ぐためにも保護者の方に行ってもらうとよいでしょう。

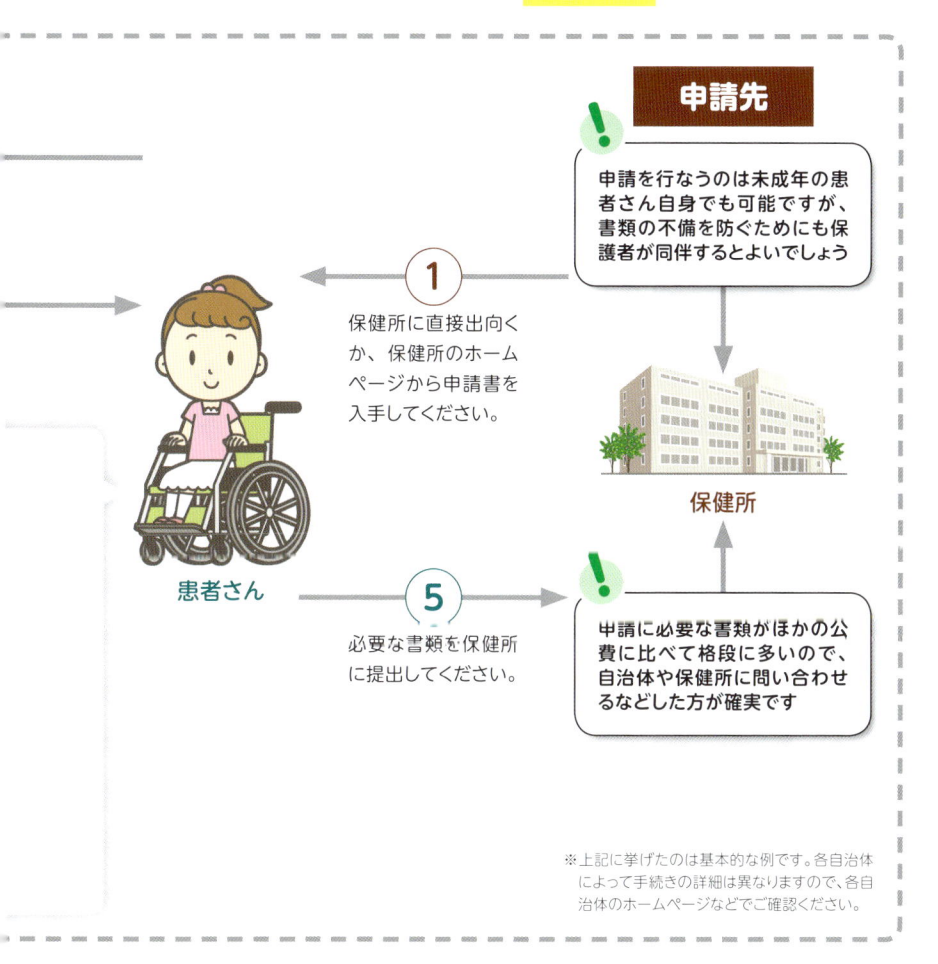

申請先

！ 申請を行なうのは未成年の患者さん自身でも可能ですが、書類の不備を防ぐためにも保護者が同伴するとよいでしょう

① 保健所に直接出向くか、保健所のホームページから申請書を入手してください。

患者さん

⑤ 必要な書類を保健所に提出してください。

保健所

！ 申請に必要な書類がほかの公費に比べて格段に多いので、自治体や保健所に問い合わせるなどした方が確実です

※上記に挙げたのは基本的な例です。各自治体によって手続きの詳細は異なりますので、各自治体のホームページなどでご確認ください。

指定難病の公費申請の手順

病気の原因が不明で、治療法も確立されていない難病は、現在330以上あります。難病患者の医療費負担軽減と医学的研究を目的とした公費負担医療制度は、指定医療機関の医師が「重症度分類等」に照らして申請を勧めた場合に利用できます。

\患者さんへの説明シート/

指定難病の公費申請の仕方

公費医療の対象となる難病は国指定の疾病のほかに、地方自治体が独自に指定している難病がありますが、窓口はともに地方自治体になります。

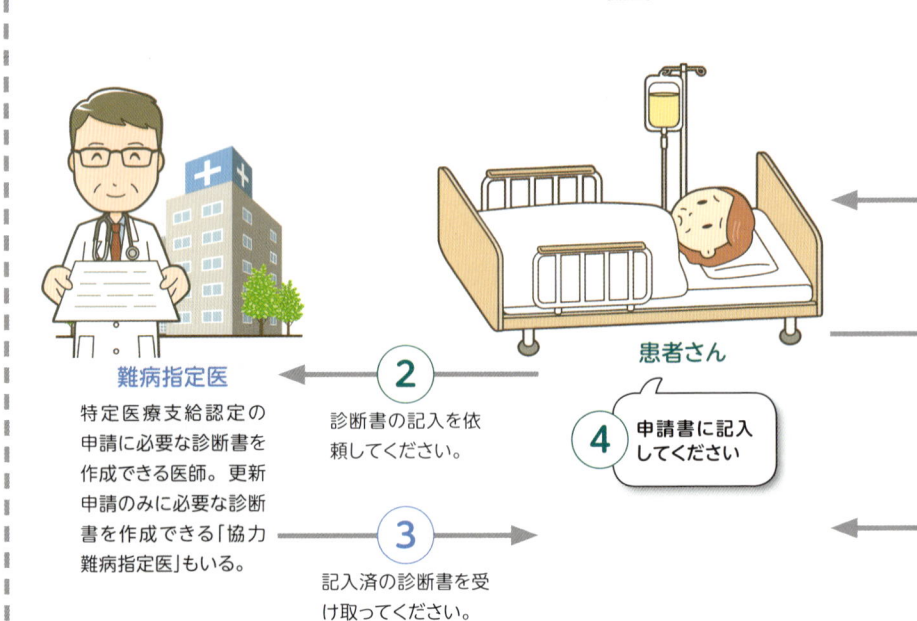

難病指定医

特定医療支給認定の申請に必要な診断書を作成できる医師。更新申請のみに必要な診断書を作成できる「協力難病指定医」もいる。

2 診断書の記入を依頼してください。

3 記入済の診断書を受け取ってください。

患者さん

4 申請書に記入してください

申請の手順

指定難病の公費負担医療制度は、指定医療機関で難病と診断された場合に申請できます。

診断後、公費を利用した治療が必要だと医師が判断すると申請を勧められるのが一般的です。

指定難病の公費申請を勧められた患者は、「診断書（臨床調査個人票）」と「特定医療費（指定難病）支給認定申請書」といった所定の書類を保健所や自治体の窓口かホームページで入手します。

書類を入手したら、指定医療機関の医師に診断書の記載を依頼してもらいます。事前に伝えておけば、診察を受けずに窓口に預けるだけで済むことがほとんどです。申請書は患者自身が記入します。

本人確認ができる書類やマイナンバーの確認書といった必要な書類がすべて揃ったら、保健所や自治体の窓口へ提出します。難病の種類によっては申請から交付まで2～3カ月かかりますが、公費の受給は申請した日から適用されます。

1

特定医療費（指定難病）支給認定申請書と診断書（臨床調査個人票）の書式を入手してください。

※新規と更新の2種類があるので該当する方を選ぶ。

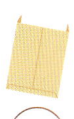

7

指定難病受給者証が公布される。

5

特定医療費（指定難病）支給認定申請書と診断書をほかの必要書類とともに自治体の窓口に提出してください。

6

不可の場合はその旨が患者に通知される。

申請先

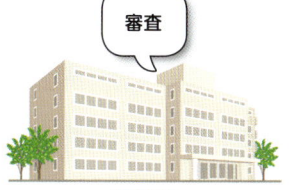

審査

保健所

必要書類の書式は、ホームページからダウンロードもできますが、窓口なら記入方法などの説明も受けられます

審査

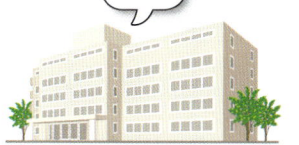

都道府県

※上記に挙げたのは基本的な例です。各自治体によって手続きの詳細は異なりますので、各自治体のホームページなどでご確認ください。

申請のトラブル

公費負担医療の利用を
申請中の患者が来院した場合

勤務先の医療機関で難病診断を受け、指定難病の公費負担医療制度を申請中の患者が症状悪化を訴えて来院しました。申請中であれば公費を適用できると思ったら、適用外と指示を受け、自己負担3割を窓口で徴収しました。申請中でも適用されるケースはないのでしょうか?

患者さんの状況

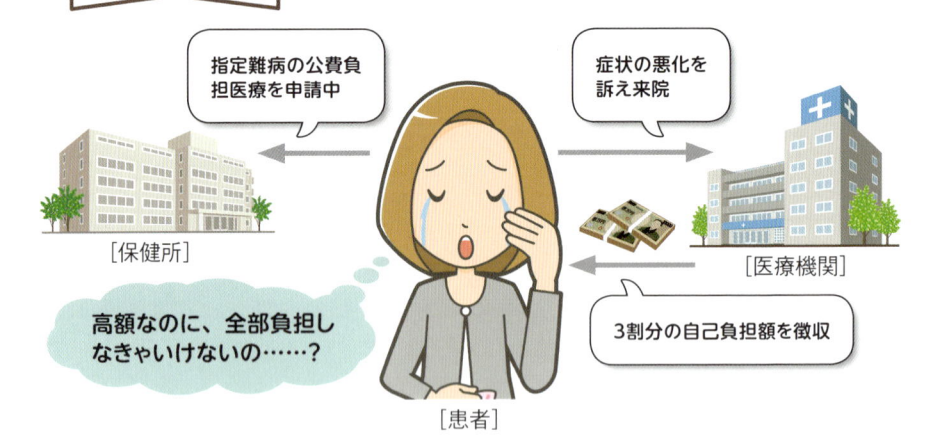

指定難病の公費負担医療を申請中

症状の悪化を訴え来院

[保健所]

[医療機関]

高額なのに、全部負担しなきゃいけないの……?

3割分の自己負担額を徴収

[患者]

申請中の患者の対処法

公費負担医療制度は申請から交付まで2～3カ月かかるのが一般的で、申請後すぐに適用されるわけではありません。そのため、医療機関によっては申請中の患者が来院する可能性もあるでしょう。

しかし公費負担医療制度の利用では、原則的に原本確認がルールとなっています。つまり、患者の手元に受給者証や自己負担上限額管理票が届いてから適用されるのが、一般的です。

医療機関によっては、疾病や症状に応じてレセプトを保留し、認定決定後に清算をするといった方法を取る場合もあります。ただし病院経営の観点からは好ましくなく、その対応は医療機関で異なるので、勤務先での対応については先輩や責任者に確認するようにしましょう。

ただし、精神通院医療は例外的に申請日から適用されるので、申請書の控えがあれば適用も問題ありません。この場合、医療機関の側も申請書控えのコピーを取っておきましょう。

● 原本確認が原則です

疾病や症状に応じてレセプトを保留しで診断月にはレセプト請求を行なわず、翌月の認定決定後に清算をするという方法です。

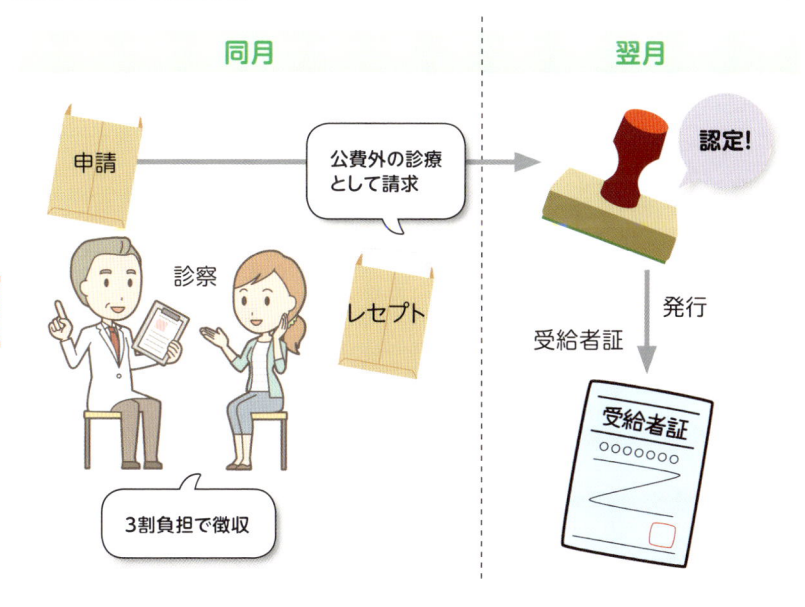

同月　　　　　　　　　翌月

【原則】

申請　→　公費外の診療として請求　→　認定!

診察

レセプト

3割負担で徴収

発行

受給者証

受給者証

\ POINT! /

公費負担医療制度は原本確認が原則。申請中は、原則的に医療保険での患者自己負担3割を徴収します。交付されるまでの間に支払った医療費は償還払いとなるケースもありますので、保健所などに問い合わせて下さい。

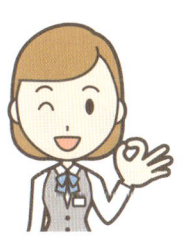

● 確認すべきこと

□ 公費申請中の患者に対する対応は、勤務先医療機関の原則を確認しておく。

□ 申請中の患者が来院したら、公費の種類や症状などを確認し、上司に指示を仰ぐ。

診療報酬明細書（レセプト）の書き方

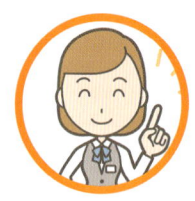

公費負担医療の医療費を請求する際、レセプトコンピュータや電子カルテによっては、公費負担者番号を入力すれば、公費を優先順に並び替えるものもあります。ただ、その意味を理解していないと、レセプト返戻を受けたときに何を修正すればいいかわからないので、改めて確認しておきましょう。

● 明細書の書き方

■ 医科入院レセプト

公費負担者番号

先順位の公費負担者番号を①に、後順位を②に記入する

特記事項

定められた略称を記入する。特記事項欄には医療保険の給付のひとつである特定疾病療養受療証（マル長）の利用の有無や、公費負担医療制度で定められた所得区分を記入する。内容によって公費負担金額が変わるので、請求ミスを防ぐ意味でも毎回確認を！

傷病名

規定された傷病名を主傷病、副傷病の順に記入する

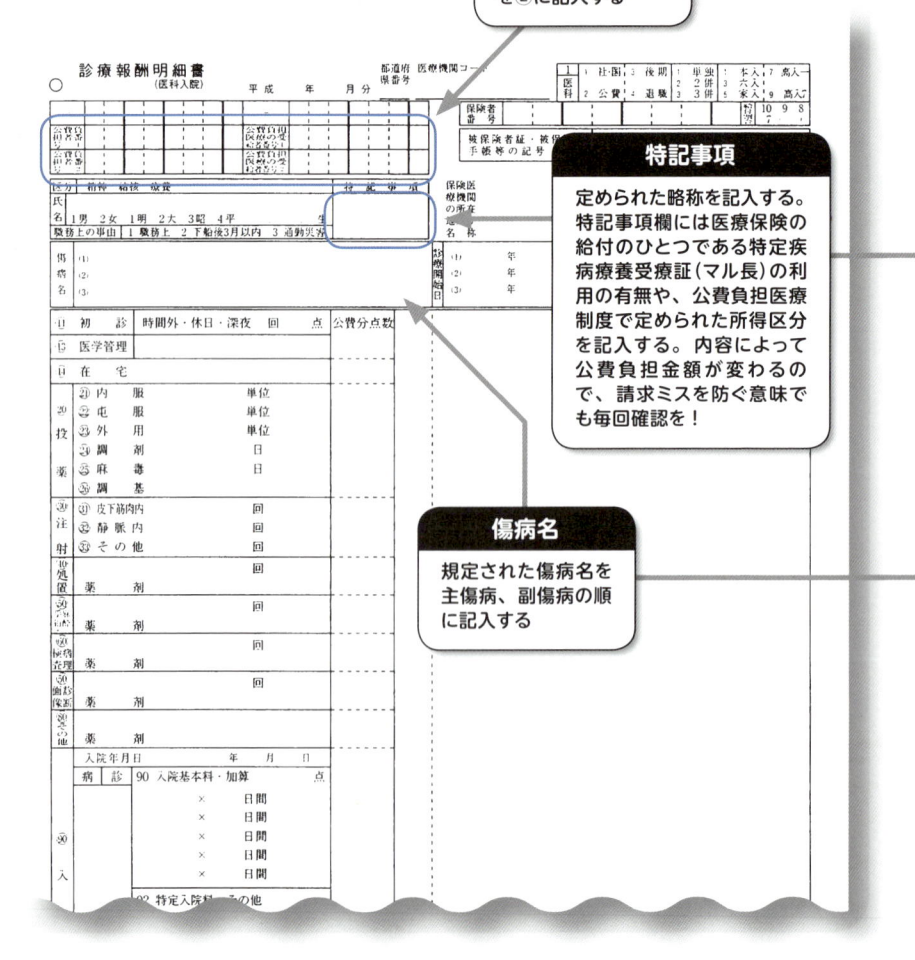

レセプト作成のポイント

　レセプトの作成は、医療事務の中心業務。患者や請求先に迷惑をかけないよう、公費負担医療制度に関するレセプト作成時の注意点を覚えておきたいものです。

　とくに注意したいのが優先順位です。新規患者の患者情報を入力する際や、レセプト作成時は、優先順位通りに①医療保険、②全国共通の法別番号がある公費負担医療制度、③地方単独医療費助成制度と入力されているか、確認しましょう。

　最後に傷病名です。公費負担医療の対象となる傷病であることを明記する欄です。公費負担医療制度は対象外の傷病や診察には給付されないものもあるので、今回の診察がどのような内容だったか照らし合わせながら確認してください。

■ 医科入院外レセプト

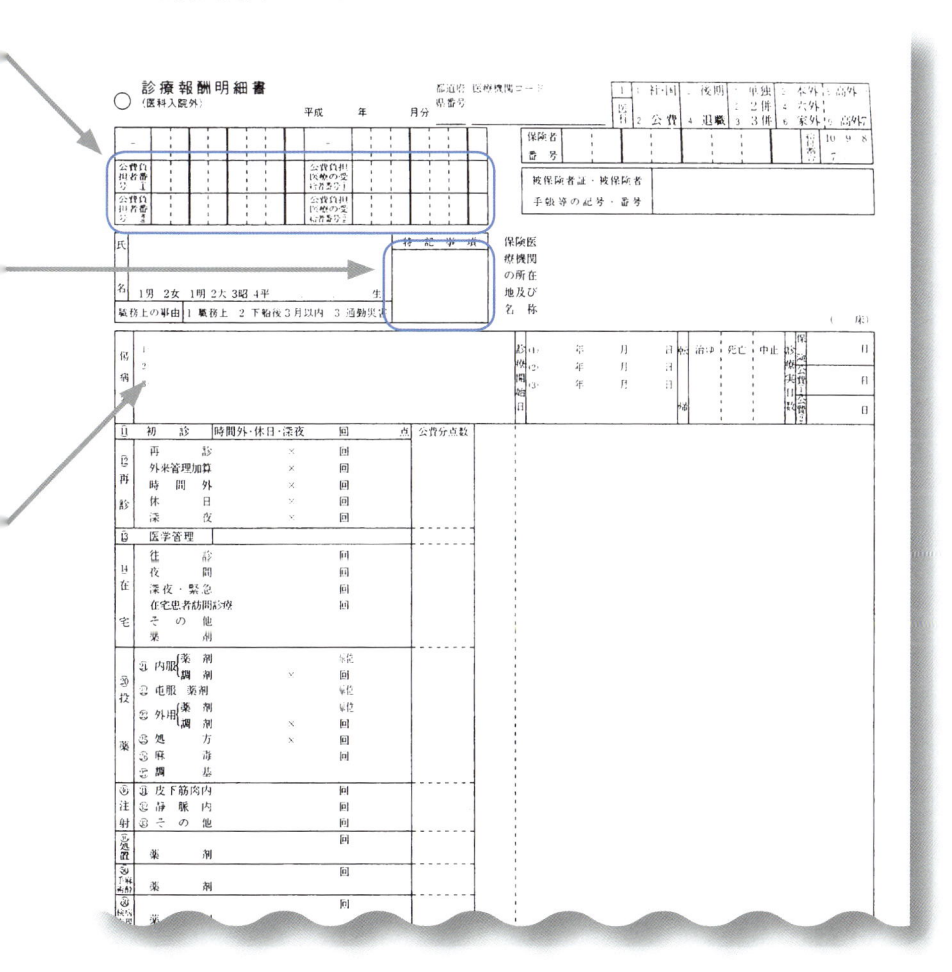

レセプト請求のミス❶

公費負担医療を受ける患者のレセプトで、公費外の治療を請求してしまった！

結核の一般医療の患者が通院しています。毎回公費を使用しているので、そのように処理をしていたら、ある日レセプト返戻されました。何が間違っているのかわからず、上司にすべてお願いしてしまったのですが、間違えやすい点を教えてください。

公費負担医療制度の多くは、対象となる疾病や治療が定められており、対象外の診察では公費に請求ができません。

なかでも結核に関する公費負担医療制度は、対象となる治療（薬剤、検査等）が限定的で、請求ミスをしやすいので注意しましょう。

結核に関する公費（法別番号10・11）は、化学療法やエックス線検査など申請時に承認された検査や薬剤に対して公費が給付されます。

そのため、結核菌検査以外の目的で血液検査を行なった場合などは、公費負担医療では給付が出ません。あるいは結核治療以外の薬が出ている場合も対象外となります。

解決方法

\ POINT! /

公費支給の対象は、①化学療法（抗結核薬、副腎皮質ホルモン剤）、②エックス線検査（直接、CT、透視、断層※造影剤を含む）、③結核菌検査（塗抹、培養、耐性）、④外科的療法、⑤骨関節結核の装具療法、⑥外科的手術に伴う処置とそのほかの治療（創傷処置、血液代用剤の注射、輸血、麻酔）、⑦外科的手術に伴う入院の7つです。

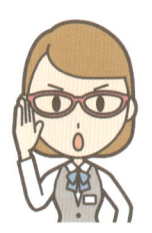

● 確認すべきこと

□結核の治療を受けている患者の場合、公費対象の診察に注意すること。

レセプト請求のミス❷

精神通院医療の患者のレセプト請求で、公費外の診察を請求してしまった！

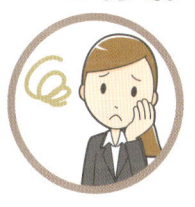

精神科クリニックで働いています。毎月来院する患者のレセプトを請求したら、その日の夜、先輩に間違いを指摘されてしまいました。公費対象外の診察・投薬があったようです。どうすればいいのでしょうか？

対象疾患や対象治療によっては、医療事務が公費負担医療制度の対象かどうか判断するのは難しいものです。

たとえば、質問のように精神通院医療で通院してきた患者が、頭痛を訴えた場合、精神疾患治療の投薬や疾病によるものならば公費対象となりますが、風邪などの症状ではその診察や処方が公費負担の対象外となります。

医療機関内でダブルチェックを行なっていれば、請求ミスも少なくなります。もし誤って請求してしまった場合は、レセプトの取り下げ請求をしましょう。

審査支払機関などからレセプト返戻を受ける前に取り下げることが望ましいといえます。

解決方法

\ POINT! /

請求ミスに早いタイミングで気づいたら、レセプトの取り下げ請求を出して下さい。

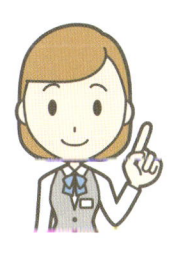

● 確認すべきこと

☐ レセプトを修正した結果、患者自己負担金を追加徴収する必要が生じた場合は、あらかじめ患者に連絡を入れておく。

☐ レセプト返戻を受けると、患者をはじめ勤務先の医療機関や保険者の迷惑になることを自覚して、レセプトはよく見直すこと。

公費に関するレセプト請求の例

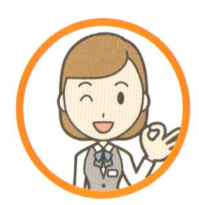

公費負担医療制度を患者が利用した場合のレセプト請求のポイントを整理しましょう。公費併用には、①公費負担医療単独、②医療保険と公費負担医療の併用、③公費負担医療と公費負担医療の併用の3パターンがあります。

診療報酬請求書の記載要領

ここでは支払基金の記載方法の事例を2つ説明します。

診療報酬請求書用紙は2枚1組となります。使用した公費と他保険の組み合わせによって記載方法が異なるので注意しましょう。

ひとつめは医療保険と公費負担医療の併用の場合。151ページの図のように1枚目の「医保と公費の併用」欄に件数、診療実日数、点数を記載し、2枚目の公費負担の「区分」にある「公費と医保の併用」欄に公費の内訳を記載します。

たとえば、2枚目の図のように、「54（難病）」と法別番号で示し、件数と点数を記載します。この時、診療実日数、一部負担金の記載は必要ありません。

もうひとつは公費負担医療単独の場合です。2枚目の公費負担の「区分」にある公費単独部分に「12（生保）」と法別番号で示し、件数と点数を記載します。

最後に公費の総件数を計算します。

請求書に記載されていない公費を取り扱った場合は、該当する区分の空欄に法別番号、件数、点数を記載します。

● 押さえておきたいレセプト提出の手順

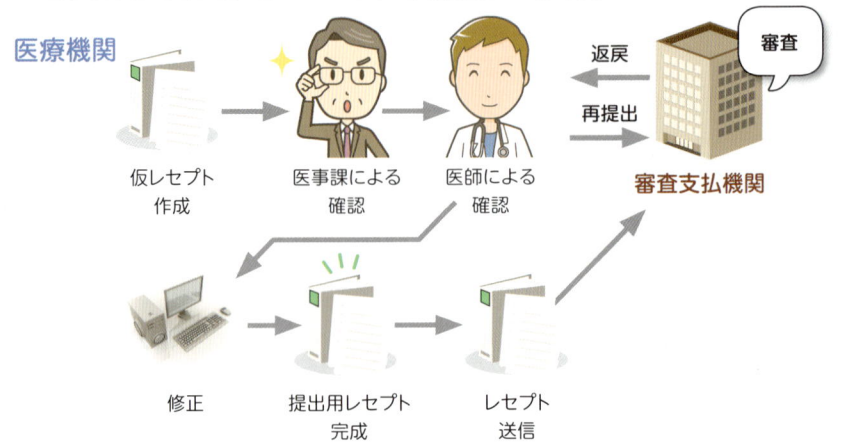

医療機関

仮レセプト作成 → 医事課による確認 → 医師による確認 → 審査支払機関（審査）

返戻 ← / 再提出 →

修正 → 提出用レセプト完成 → レセプト送信

請求書の記入（手書き）の基本（支払基金の場合）

今でこそパソコンを使ったオンラインでの作業が中心になっていますが、記入の基本はしっかり押さえておきましょう。

診療年月を記載する

7桁のコードを記載する

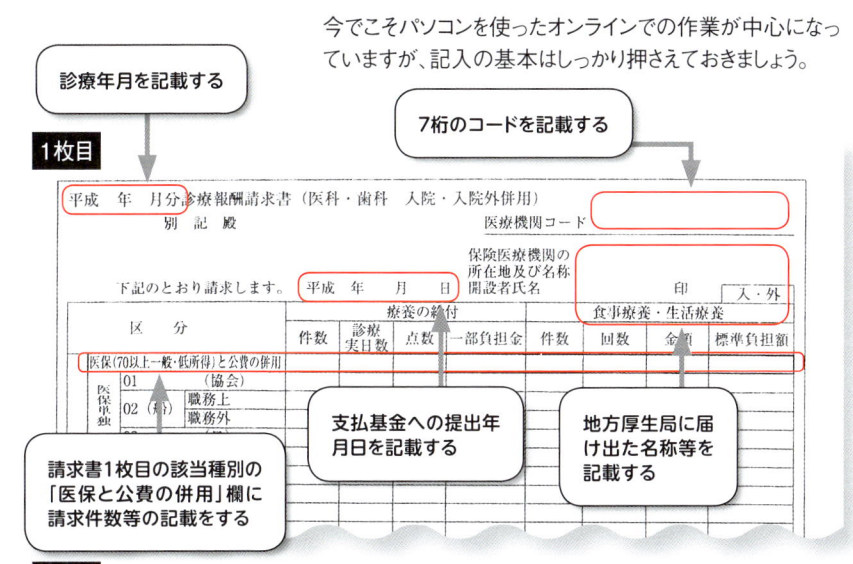

1枚目

請求書1枚目の該当種別の「医保と公費の併用」欄に請求件数等の記載をする

支払基金への提出年月日を記載する

地方厚生局に届け出た名称等を記載する

2枚目

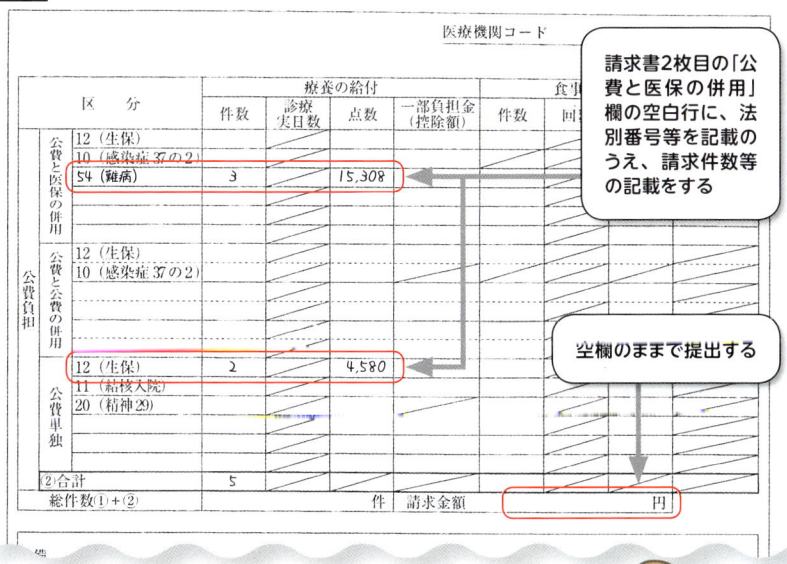

請求書2枚目の「公費と医保の併用」欄の空白行に、法別番号等を記載のうえ、請求件数等の記載をする

空欄のままで提出する

紙の診療報酬請求書とレセプトの編綴方法は、請求先によって若干方法が異なるので、地域の支払基金や国保連合会、医師会などに確認するようにしてください。

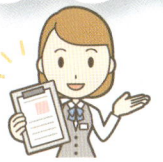

レセプトの返戻

送ったはずのレセプトが戻ってきたが、どこを直したらよいのかわからない

内科クリニックに勤務しています。レセプト返戻を受けたのですが、「患者負担割合が異なります」とだけ付箋があり、どのように直せばいいのかわかりませんでした。上司の指示で修正しましたが、これから注意すべき点を教えてください。

トラブルの状況

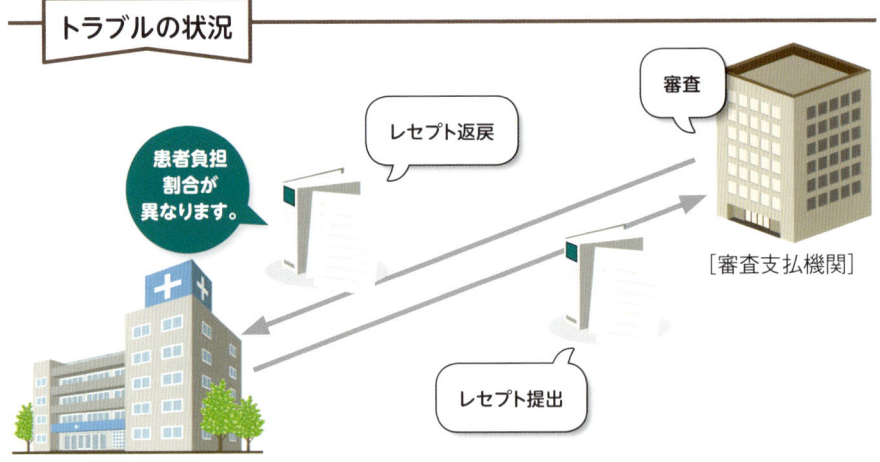

審査

レセプト返戻

患者負担割合が異なります。

[審査支払機関]

レセプト提出

[医療機関]

古い保険証と優先順位の間違い

レセプト返戻でよくあるのは、古い保険証などによる受診です。

新しい保険証が届いていることに気づかず、古い保険証を窓口へ出す患者は意外と多いので、窓口では必ず保険証の有効期間を確認するようにしましょう。

次に多いのが、本人（被保険者）と家族（被扶養者）の間違いです。

負担割合も同じため、気づきにくいのですが、レセプトコンピュータ登録時に十分注意しましょう。

公費負担医療制度に関係するレセプト返戻としては、患者負担割合のミスが大半を占めます。

多様な公費負担医療制度があり、それぞれ給付内容＝公費負担の割合が異なります。

所得に応じて患者負担の月額上限額が設定されていることも多いので、よく来院する患者の公費負担医療制度については、何度も確認し、負担割合を覚えるといいでしょう。

● レセプトの直し方を覚えよう

修正前

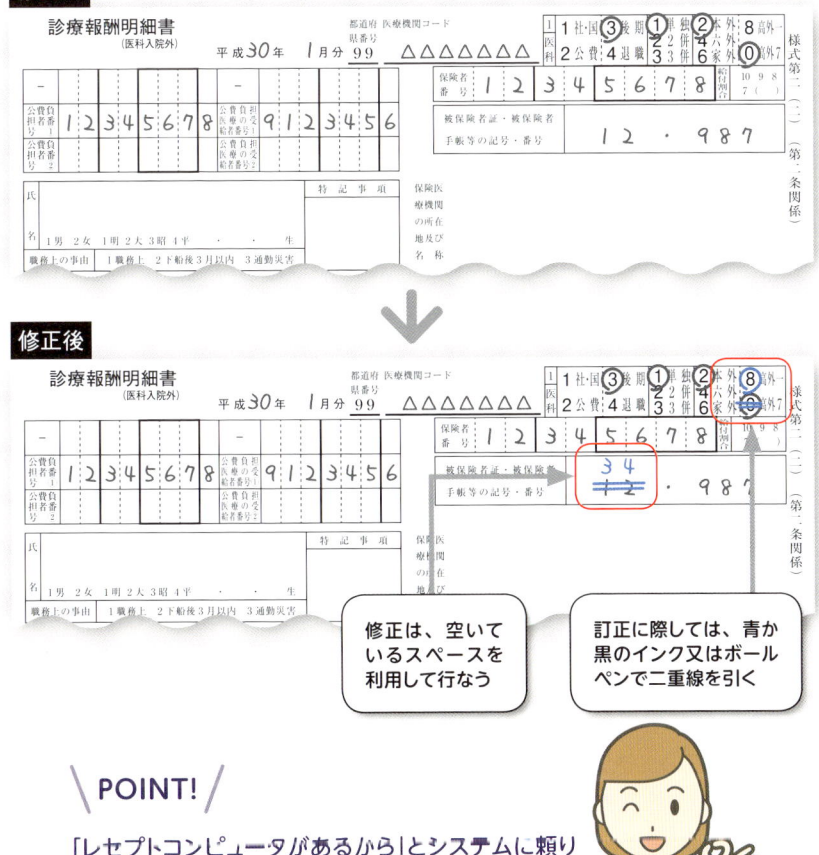

修正後

修正は、空いているスペースを利用して行なう

訂正に際しては、青か黒のインク又はボールペンで二重線を引く

\ POINT! /

「レセプトコンピュータがあるから」とシステムに頼り切っていると、思わぬミスをすることもあります。しっかりと基礎を押さえておきましょう。

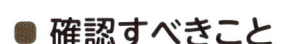

● 確認すべきこと

□保険証や受給者証の名義、負担割合や有効期限は毎回確認する。

□レセプト提出前に今一度患者の条件を確認して見直す。

公費負担医療の患者が来院したら

　Chapter03まで公費負担医療制度のおおまかな仕組みを勉強してきました。

　基礎を押さえたことで、この制度を利用する患者さんが来院しても問題なく対応できるかと思います。

　では、ここで、公費負担医療の患者さんが来院したときに慌てないよう確認すべきことをチェックしておきましょう。

☐ 自院がその公費負担医療の取り扱いができる指定、
　または契約医療機関であるか？

☐ 受給者証等は有効か？

☐ 自己負担上限額管理票を持参しているか？

☐ 一部負担金の徴収は必要か？
　いくら徴収するのか？

- ☐ 利用している制度は変更されていないか？

- ☐ 公費以外の助成制度を利用しているか？

- ☐ 請求に当たり、レセプト以外に必要な書類は
  ないか？

- ☐ 公費負担者番号に関するレセプトの記載は
  間違っていないか？

- ☐ 公費と助成制度を併用する患者の診療内容が
  正しく請求されているか？

しっかり押えておきたい公費医療の基礎用語③

▪ 要否意見書

生活保護受給者が医療サービスなどの利用を希望した際、福祉事務所が指定医療機関に送付する書類。生活保護の医療扶助給付を検討する資料となる。医療要否意見書、精神疾患入院要否意見書などがある。ただし、実際は突然の病気やケガで来院する患者が多いため、診察後に送付・作成されるケースが多い。

▪ 診察依頼書

生活保護受給者が医療機関にかかるときは原則的に福祉事務所が発行した医療券が必要だが、医療券の発行には時間がかかるため、急な病気やケガの際は患者からの申請があれば、診察依頼書が発行される。この場合、後日医療券が発行され、医療機関は医療券をもとに公費の請求をする。

▪ 診断書

公費負担医療制度の利用には、多くの場合、所定の診断書を医師に記入してもらって申請する必要がある。一般的な診断書とは記入項目が異なり、さらには公費によって書式も違うため、利用する公費に応じて用意されている診断書を入手し、指定医療機関に記入を依頼する。

▪ 代理人

公費負担医療制度の申請手続きにはさまざまな書類の準備が必要となるが、疾病により患者本人が動けないことも少なくない。その際、患者に代わって書類の準備や提出を行なう家族や親族、知人などが委任状をもとに「代理人」となる。書類の準備や提出には、代理人の身元確認書類も必要となる。

▪ 特定疾病療養受療証

人工透析を受けている患者などに対し、医療費を助成するもの。1カ月の自己負担限度額は年齢や所得により1万円または2万円に設定されているが、複数の医療機関で治療を受けた場合は、医療機関ごとに自己負担限度額を負担する。この受療証を申請する患者は身体障害者手帳や地方単独医療費助成制度の手続きを行なっている場合が多い。

▪ 自己負担上限額管理票

その月に、どの医療機関で、いくら医療費を支払ったかを記載する書類。公費負担医療制度には、患者の負担上限額が定められているものも多く、その管理をするために必要な書類となる。公費負担医療を受ける患者には必ず持参するよう伝え、持参し忘れると自己負担金額が増える可能性があることも説明すること。

Chapter 4

公費説明にまつわる実例集

Chapter3までに公費負担医療制度の全体像を学んできましたが、実際の医療現場では複数の公費を併用する患者さんに出合うケースが多く、どの公費を優先して適応したらよいのか、混乱しがちです。
Chapter4では、さまざまな事例をもとに、現場での対応をマスターしていきましょう。

公費併用の基本

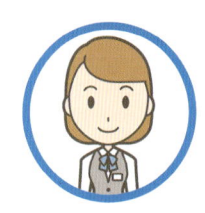

レセプトコンピュータが普及し、医療事務の仕事はとてもスムーズになりました。ただ、医療保険と公費医療の併用については、優先順位と負担割合を理解しないといけません。レセプトが返戻された場合、煩雑な再請求処理が必要になることも。まずは基本を確認しましょう。

● 優先順位の大基本

複数の公費医療制度を利用している場合、助成の優先順位は原則として①国②都道府県③市区町村となる。

1 国の公費負担医療

▼

2 都道府県の医療費助成

▼

3 市区町村の医療費助成

新たにレセプトコンピュータに入力するときも、その優先順位を理解しておけば、その後の請求ミスなどが防げます。

医療保険の原則は、7割が保険者負担、3割が患者自己負担。つまり医療保険と公費負担医療制度を併用する「公費併用」の場合、3割の患者自己負担分を公費医療制度に定められたとおりに分配する点が重要になります。

ひとつの公費医療制度を利用している患者には、当日の診療内容などが該当するものであれば、定められた公費負担を当てはめるだけで大丈夫です。ただ、さまざまな公費医療制度の種類があるので、複数の公費負担医療制度を利用している患者もいます。

その場合、当日の診療が制度に該当するかどうかを医師に確認したうえで、①国、②都道府県、③市区町村の優先順位で制度の利用をレセプトコンピュータに入力します。

このとき注意しなければならないのは、すでにレセプトコンピュータや電子カルテに情報登録がある患者でも、各種公費の適用優先順位が間違っていないかどうかの確認です。

コンピュータによっては、入力した順序のまま計算をしてしまうものもあるので、気をつけましょう。

● 優先順位の間違いが招く弊害

■ 大阪府の事例

※医療費10万円の透析を通院2日の医療で行なった患者の場合

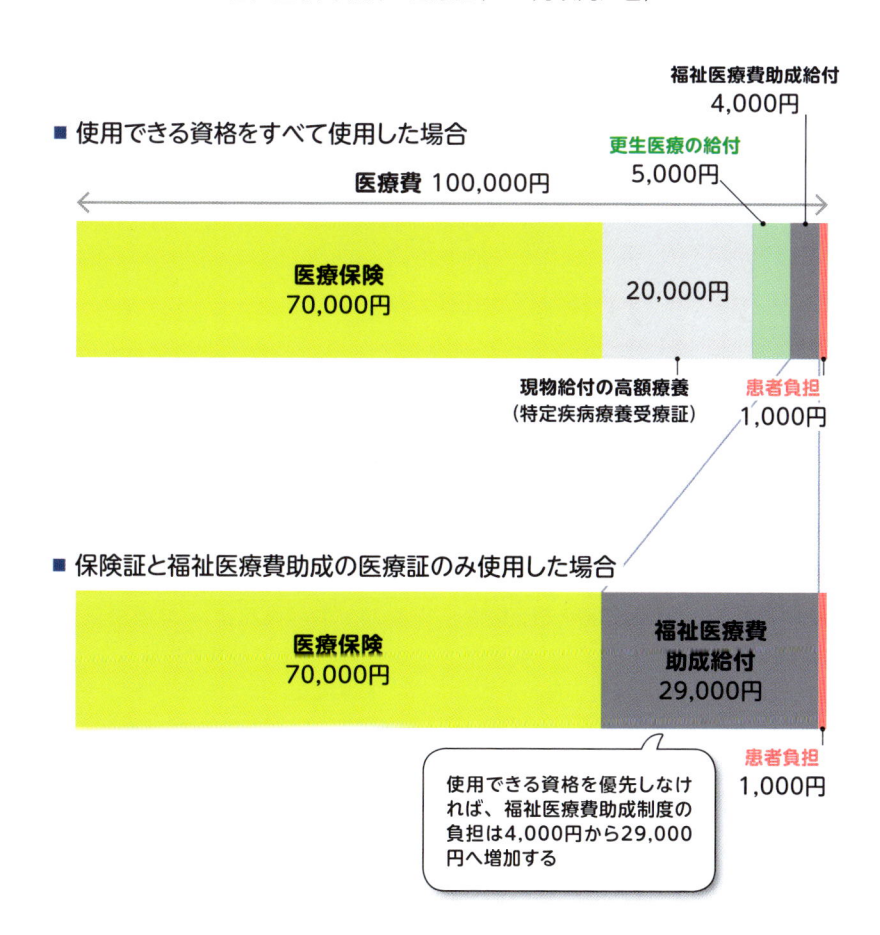

使用できる資格

- ●保険証（自己負担3割）
- ●特定疾病療養受療証（負担上限額10,000円）
- ●更生医療の受給者証（負担上限額5,000円）
- ●福祉医療費助成の医療証（500円以内／日）

■ 使用できる資格をすべて使用した場合

福祉医療費助成給付
4,000円

更生医療の給付
5,000円

医療費 100,000円

| 医療保険 70,000円 | 20,000円 | | |

現物給付の高額療養
（特定疾病療養受療証）

患者負担
1,000円

■ 保険証と福祉医療費助成の医療証のみ使用した場合

| 医療保険 70,000円 | 福祉医療費 助成給付 29,000円 |

患者負担
1,000円

使用できる資格を優先しなければ、福祉医療費助成制度の負担は4,000円から29,000円へ増加する

公費医療と公費外医療

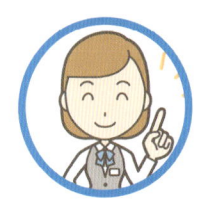

公費は通常、法律で定められた疾病等の治療に適用されます。しかし、結核医療だけは公費で賄うべき治療が厳格に定められているという特徴があり、馴れていないと混乱を起こしてしまいます。
ここではそうした結核医療の公費について解説します。

患者さんの状況

Sさんは結核に感染しましたが、排菌が認められず、また、治療の必要性を十分に理解していることから、適正医療を受けています。
今回の来院では医師の診察とX線検査、化学療法の投薬を受ける治療を行ないました。

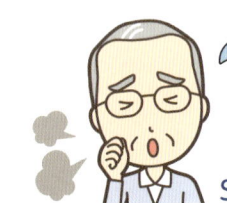

結核に感染したが、排菌が認められなかったため、通院による公費負担医療を受ける

Sさん

➕ **結核の治療のために来院**

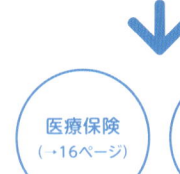

| 医療保険
(→16ページ) | 結核適正医療
(法別:10)
(→56ページ) | の併用 |

公費負担医療のうち、結核の適正医療（通院医療）（法別番号10）では、医療保険7割、公費負担が2.5割、自己負担が0.5割と定められています。ただし、結核治療に関するすべての医療行為に対し公費が適用されるわけではない点が、この制度の特殊性といえるでしょう。

結核医療では、給付される医療の基準が右ページの表のように厳密に定められており、たとえば、結核菌検査やX線検査、化学療法の投薬・調剤料、注射料などには公費が適用される一方で、診察や、血液検査（血沈等）、診療情報提供料、診断書料などは公費適用外となります。

X線検査、化学療法の投薬と医師の診察を受けたこの患者さんの場合、公費が適用されるのは、X線検査、化学療法にかかった医療費のみになります。再診料については公費が適用されず、通常の3割の自己負担が発生します。

そのため、患者の自己負担額を計算する際には、公費負担の医療費と、公費外の医療費を別々に計算し、両者の患者負担額の合計を患者に請求します。

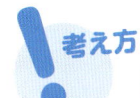

考え方

結核治療では公費適用範囲に注意!

結核医療では、一般医療の対象となる医療が厳格に区分されています。

	項目	対象適否
診察	初診料	×
	再診料、外来管理加算	×
	外来診療料	×
医学管理	特定疾患療養管理料	×
	小児科外来診療料	×
	外来栄養食事指導料	×
	薬剤情報提供料	×
	診療情報提供料	×
	傷病手当金意見書交付料	×
	療養費同意書交付料	×
	診断書料・協力料	×
在宅	在宅時医学総合管理料、施設入居時等医学総合管理料	×

	項目	対象適否
検査	結核菌検査	○
	副作用を確認するための検査	○
	上記検査の診断料、採血料	○
	上記以外の検査（血沈検査を含む）	×
画像	X線検査	○
	CT	○
投薬	化学療法	○
	処方料、特定疾患処方管理加算	○
	調剤料	○
	処方箋料、特定疾患処方管理加算	○
注射	注射料	○
処置・手術・入院	外科的療法	○
	骨関節結核の装具療法	○
	上記療法に必要な処置その他の治療	○
	上記療法に必要な入院	○
食事	入院時食事療養（生活療養）	×

■ 一般的な事例

※診察とX線検査、化学療法の投薬を受け、55,000円の医療費がかかった場合

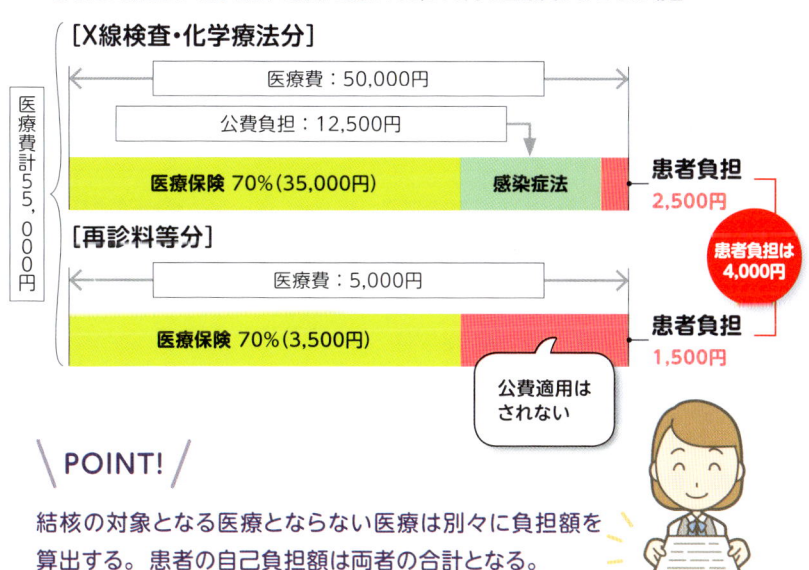

[X線検査・化学療法分]

医療費計55,000円

医療費：50,000円
公費負担：12,500円
医療保険 70%（35,000円） 感染症法 患者負担 2,500円

[再診料等分]

医療費：5,000円
医療保険 70%（3,500円） 患者負担 1,500円
公費適用はされない

患者負担は4,000円

\ POINT! /

結核の対象となる医療とならない医療は別々に負担額を算出する。患者の自己負担額は両者の合計となる。

生活保護の単独と併用

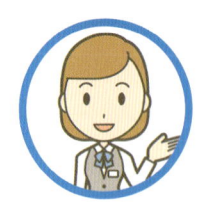

生活保護受給者は地域保険（国民健康保険）に加入できません。ただ、被保険者と別居中の家族などが社会保険（職域保険）に加入している場合があります。ここでは、生活保護の公費単独の場合と医療保険との併用について注意点を見ていきましょう。

生活保護における医療扶助では、受給者には医療保険と同じ水準の医療サービスが給付され、自己負担はありません。

原則的には、生活保護受給者が医療機関を受診するには、市区町村役所が発行する医療券（または診察依頼書）が必要ですが、医療券なしで来院するケースも多いので、その場合は受付の際に福祉事務所に受給者の確認をしましょう。

生活保護受給者は地域保険（国民健康保険）や後期高齢者医療制度には加入できませんが、職域保険（被用者保険）に加入しつつ、生活保護の医療扶助を受けているケースもあります。そうした場合は、本来患者負担になる3割分を生活保護に請求します。

＼患者さんへの説明シート／

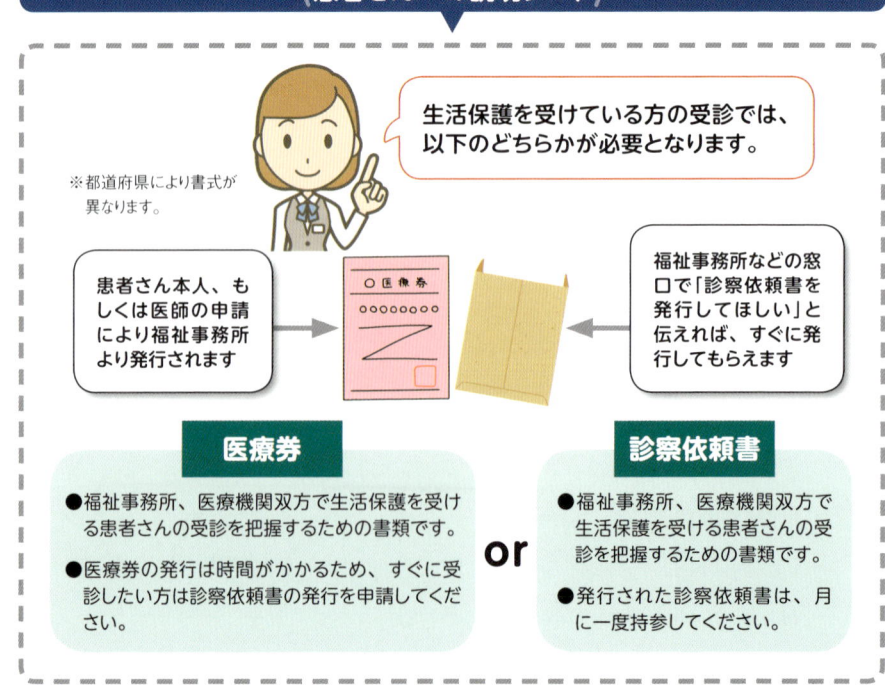

※都道府県により書式が異なります。

生活保護を受けている方の受診では、以下のどちらかが必要となります。

患者さん本人、もしくは医師の申請により福祉事務所より発行されます

福祉事務所などの窓口で「診察依頼書を発行してほしい」と伝えれば、すぐに発行してもらえます

医療券

●福祉事務所、医療機関双方で生活保護を受ける患者さんの受診を把握するための書類です。

●医療券の発行は時間がかかるため、すぐに受診したい方は診察依頼書の発行を申請してください。

or

診察依頼書

●福祉事務所、医療機関双方で生活保護を受ける患者さんの受診を把握するための書類です。

●発行された診察依頼書は、月に一度持参してください。

● 生活保護の優先順位の基本

■ 生活保護単独の事例
※医療費5,000円の場合

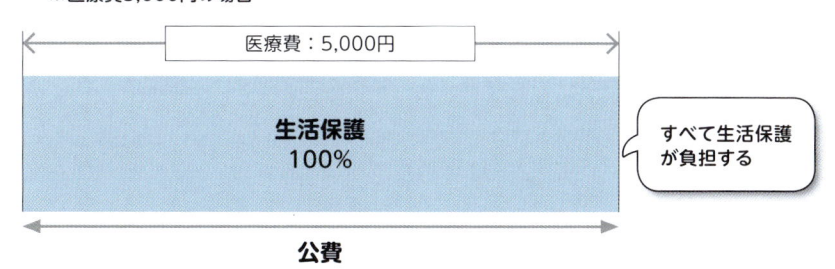

医療費：5,000円
生活保護 100%

公費

> すべて生活保護が負担する

■ 医療保険との併用の事例
※医療費5,000円の場合

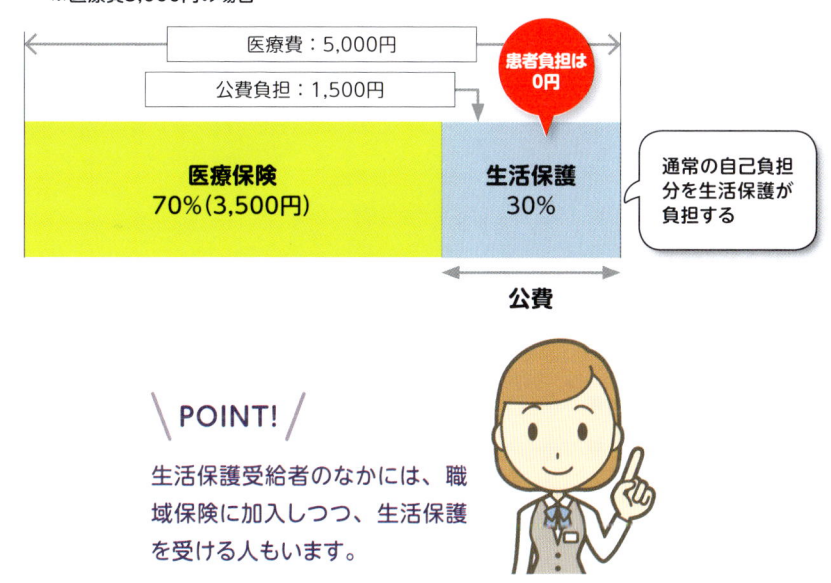

医療費：5,000円

公費負担：1,500円

患者負担は0円

医療保険 70%（3,500円）	**生活保護** 30%

公費

> 通常の自己負担分を生活保護が負担する

\ POINT! /

生活保護受給者のなかには、職域保険に加入しつつ、生活保護を受ける人もいます。

\ 窓口で伝えること /

● 医療保険や医療券（診察依頼書）の有無を確認してください。

● もしも医療券がない場合は、福祉事務所に電話をして生活保護受給者であるかどうかを必ず確認しましょう。併せて医師に相談しつつ、症状によっては患者に医療券の申請をうながし、福祉事務所で医療券を発行してもらってから来院するよう伝えましょう。

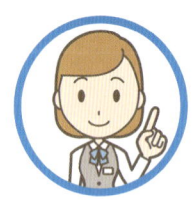

生活保護と医療保険、感染症法の併用

生活保護を受給する人のなかには、家族の医療保険に加入している人もいます。しかし、遠方で暮らしているなど、様々な事情によって生活の補助が期待できないために、医療扶助などを受けるケースです。こうした方が公費医療にかかる場合、負担割合はどのようになるのでしょうか?

患者さんの状況

職域保険(被用者保険)に加入する家族を遠方に持つAさんは、高齢で働けないため、生活保護(法別番号12)で医療扶助を受けています。ある日、Aさんに結核への感染が判明し、検査で結核菌の排菌が認められなかったので、指定医療機関の外来で結核適正医療(法別番号10)に基づく公費医療を受けることになりました。

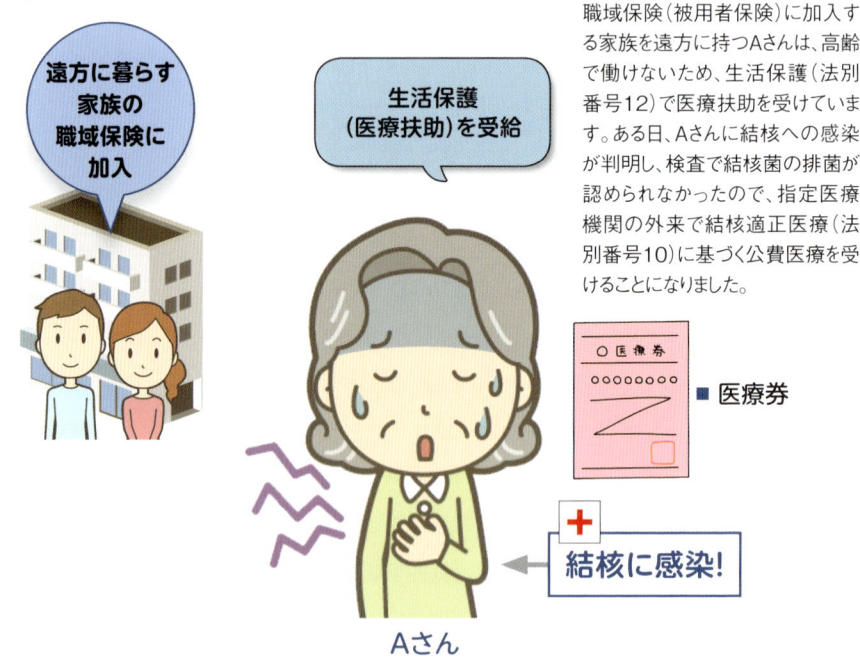

遠方に暮らす家族の職域保険に加入

生活保護(医療扶助)を受給

■ 医療券

✚ 結核に感染!

Aさん

✚ 排菌が認められなかったため、通院による公費医療を受ける

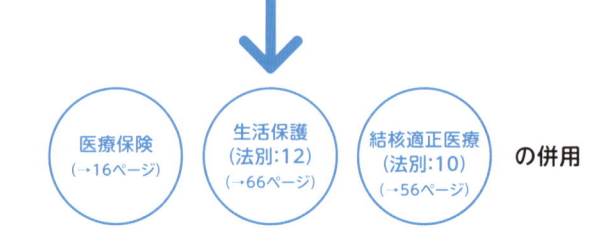

医療保険(→16ページ) ／ 生活保護(法別:12)(→66ページ) ／ 結核適正医療(法別:10)(→56ページ) の併用

複数の公費負担医療制度を利用しているケースでは、制度や診察内容によって患者負担分の請求先や請求割合が異なります。

医療保険に加入している生活保護受給者が感染症に罹患（りかん）した場合、医療費の負担割合は医療保険7割、感染症法結核患者の適正医療（法別番号10）2.5割、生活保護0.5割となります。

Aさんのケースでは、職域保険（被用者保険）と生活保護の併用であり、7割は職域保険に請求します。感染症法は自己負担が0.5割と定められているので、自己負担分が生活保護で給付されます。

排菌が認められたときは、結核患者の入院（法別番号11）の公費負担医療制度に該当し、その場合は自己負担分が原則全額公費負担となります。

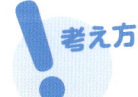

考え方
通院・入院ともに自己負担はなしに

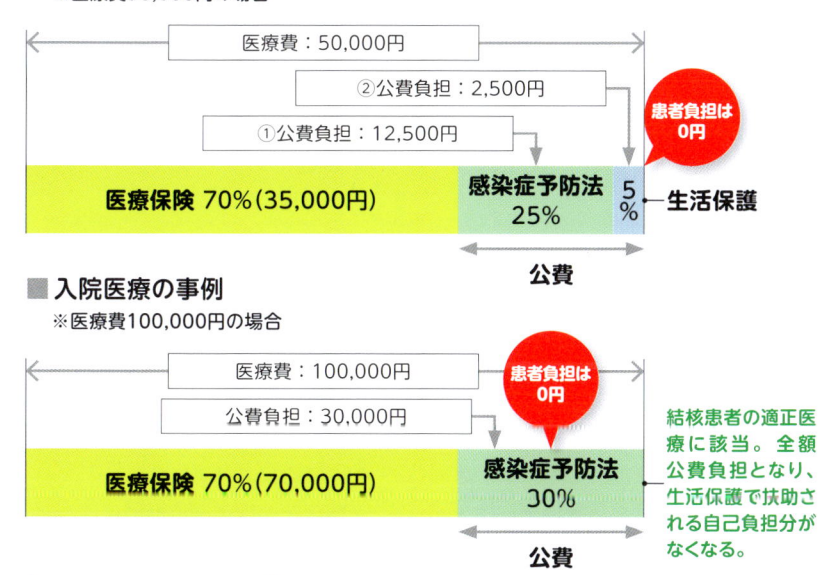

■ 通院医療の事例
※医療費50,000円の場合

医療費：50,000円
②公費負担：2,500円
①公費負担：12,500円

患者負担は0円

| 医療保険 70%（35,000円） | 感染症予防法 25% | 5% 生活保護 |

公費

■ 入院医療の事例
※医療費100,000円の場合

医療費：100,000円
公費負担：30,000円

患者負担は0円

| 医療保険 70%（70,000円） | 感染症予防法 30% |

公費

結核患者の適正医療に該当。全額公費負担となり、生活保護で扶助される自己負担分がなくなる。

\ 窓口で伝えること /

● まず職域保険（被用者保険）の加入の有無を確認します。
● 次に生活保護の医療券（または診察依頼書）と感染症法の受給者証を確認し、医療券や診察依頼書がない場合は、福祉事務所に電話連絡を入れましょう。

生活保護と指定難病の併用

生活保護を受給しながら、公費負担医療を利用している患者さんが、風邪をひいて来院することもあります。この場合、生活保護と公費はどのように適用されるのでしょうか？

患者さんの状況

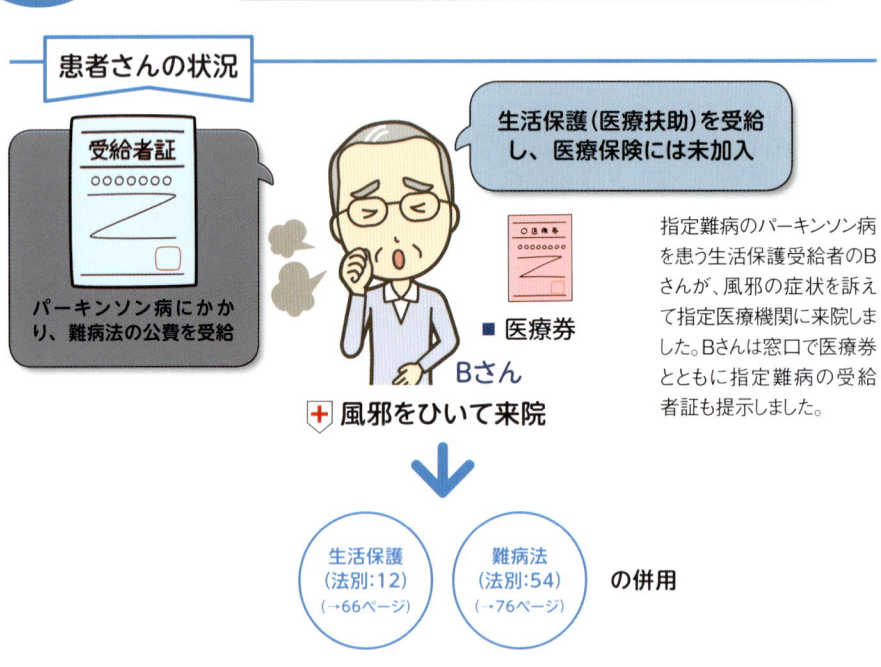

生活保護（医療扶助）を受給し、医療保険には未加入

受給者証
〇〇〇〇〇〇〇〇

パーキンソン病にかかり、難病法の公費を受給

■ 医療券

Bさん

➕ 風邪をひいて来院

指定難病のパーキンソン病を患う生活保護受給者のBさんが、風邪の症状を訴えて指定医療機関に来院しました。Bさんは窓口で医療券とともに指定難病の受給者証も提示しました。

生活保護
（法別：12）
（→66ページ）

難病法
（法別：54）
（→76ページ）

の併用

　指定難病の公費負担医療制度は、原則的に対象となる疾病の治療以外には公費を給付しません。

　一般的には風邪は指定難病（法別番号54）の治療の対象とはならないので、医療費は全額を生活保護から給付を受けます。

　ただし、医師が指定難病の治療の対象だと判断した場合は、この限りにありません。Bさんのケースも、診察内容を医師に確認して処理しましょう。

　難病法の指定医療機関には、パーキンソン病など難病法に基づく331（2018年現在）の指定難病の受給者証を持つ生活保護受給者が来院するケースも少なくありません。

　診察内容によっては診療報酬の請求先が異なるので、一人で判断するのではなく、必ず先輩や医師に確認するようにしましょう。

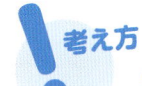

考え方

生活保護と難病法がすべてを賄う

■ 指定難病の治療の対象でない事例
※生活保護のみで医療費が10,000円だった場合

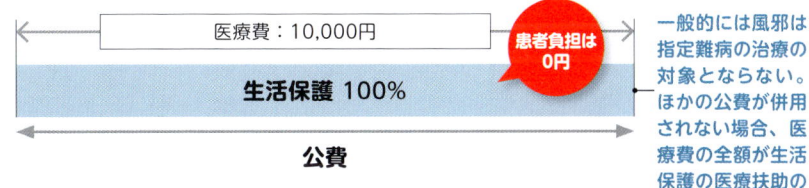

医療費：10,000円

患者負担は0円

生活保護 100%

公費

一般的には風邪は指定難病の治療の対象とならない。ほかの公費が併用されない場合、医療費の全額が生活保護の医療扶助の対象となる。

■ 指定難病の治療の対象となった事例
※医療費が10,000円だった場合

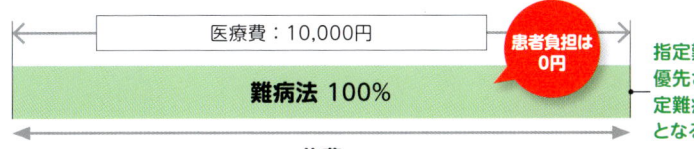

医療費：10,000円

患者負担は0円

難病法 100%

公費

指定難病の公費が優先され、全額指定難病の公費負担となる。

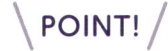

\ POINT! /

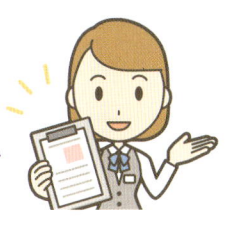

診察内容にもよりますが、優先順位は、①指定難病、②生活保護となります。

■難病法と生活保護の併用の事例
※難病法を主体とし、生活保護で一部を受診し、医療費が10,000円だった場合

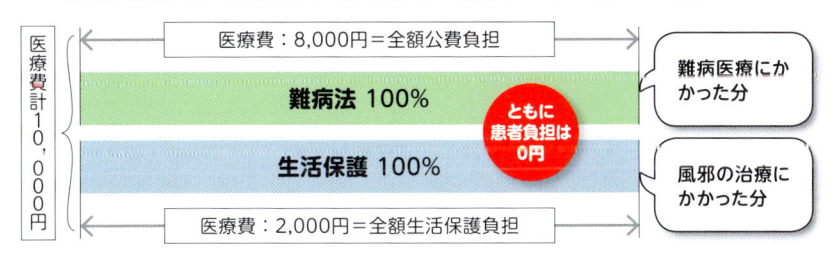

医療費計10,000円

医療費：8,000円＝全額公費負担

難病法 100%

ともに患者負担は0円

生活保護 100%

医療費：2,000円＝全額生活保護負担

難病医療にかかった分

風邪の治療にかかった分

\ 窓口で伝えること /

● 生活保護の医療券（または診察依頼書）を確認します。

● 診察目的を患者に確認し、指定難病の対象となるか否かを医師などに確認してください。

医療保険と精神通院、地方単独医療費助成制度の併用

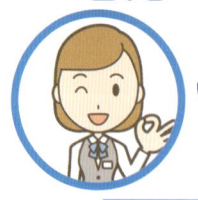

医療保険と公費負担医療に加え、地方単独医療費助成制度を利用するケースでは、自治体ごとに制度が異なります。患者の自己負担額が割合で示されたり、金額で示されていたりとさまざまであるため、複雑さが増します。まずはどのように優先順位が決まるのかを押さえておきましょう。

患者さんの状況

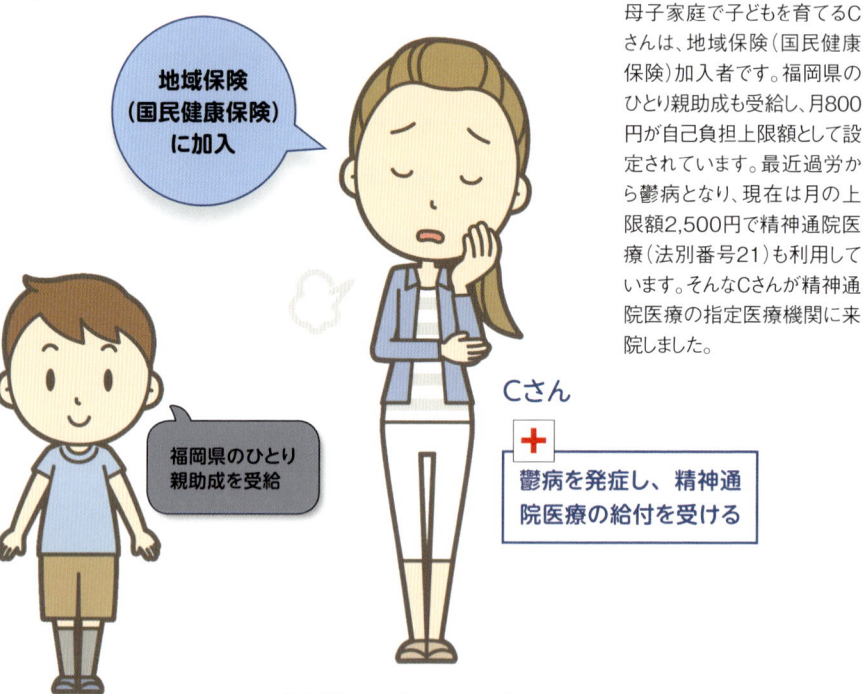

地域保険（国民健康保険）に加入

福岡県のひとり親助成を受給

Cさん

➕ 鬱病を発症し、精神通院医療の給付を受ける

母子家庭で子どもを育てるCさんは、地域保険（国民健康保険）加入者です。福岡県のひとり親助成も受給し、月800円が自己負担上限額として設定されています。最近過労から鬱病となり、現在は月の上限額2,500円で精神通院医療（法別番号21）も利用しています。そんなCさんが精神通院医療の指定医療機関に来院しました。

➕ 鬱病の診療で来院

⬇

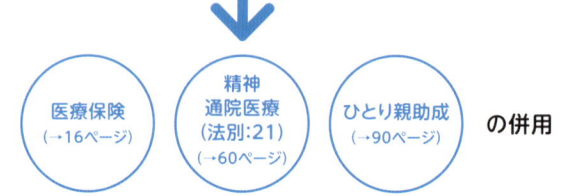

医療保険（→16ページ）　精神通院医療（法別:21）（→60ページ）　ひとり親助成（→90ページ）　の併用

Cさんが精神通院医療（法別番号21）の指定医療機関を受診したとき、対象疾病の診察では公費が適用され、精神通院医療により、本来なら患者負担は原則1割となります。

しかし、Cさんの場合は住民税非課税世帯のため、月額2,500円が負担の上限となります（→61ページ）。

さらに、福岡県のひとり親助成の患者負担分が月800円を上限と設定している

ので、医療費は医療保険が7割、患者負担が800円、2,500円から800円を引いた1,700円が県からの助成です。また3割分から2,500円を引いた6,500円が公費負担となります。

ただし、ひとり親助成や障害者助成といった地方単独医療費助成制度は、各地方自治体によって負担金額の割合が異なるので、あらかじめ確認しておくようにしましょう。

考え方
精神通院とひとり親助成の併用

■ 福岡県の事例
※精神通院月額上限2,500円、医療費30,000円の場合

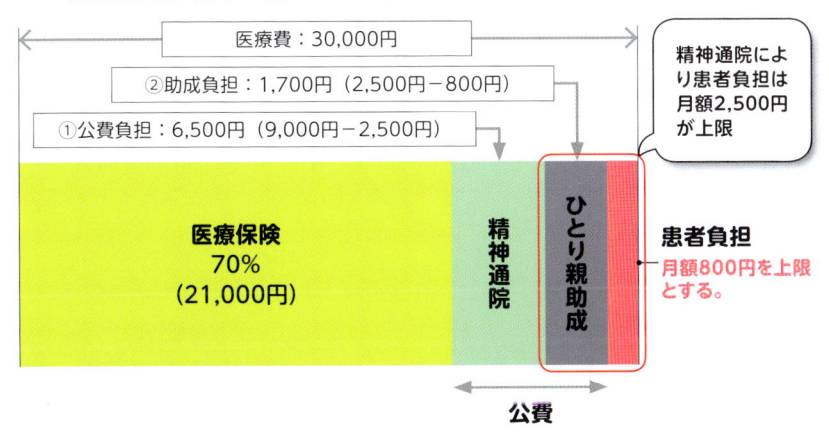

精神通院により患者負担は月額2,500円が上限

医療費：30,000円
②助成負担：1,700円（2,500円−800円）
①公費負担：6,500円（9,000円−2,500円）

医療保険
70%
（21,000円）

精神通院

ひとり親助成

患者負担
月額800円を上限とする。

公費

＼窓口で伝えること／

● 保険証とひとり親助成の医療証を確認します。
● 保険証と精神通院医療（法別番号21）の受給者証、ひとり親助成の医療証と自己負担上限額管理票を確認し、診察目的を確認します。

更生医療と障害者助成の併用

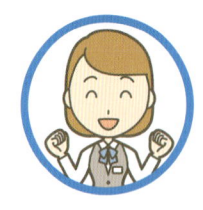

医療保険に加入し、更生医療を受ける患者さんがいます。さらに地方単独の障害者助成を受けた場合、医療費の請求はどこへ行ない、患者さんの自己負担額はどのようになるのでしょうか。障害者助成の内容は自治体ごとに異なります。

患者さんの状況

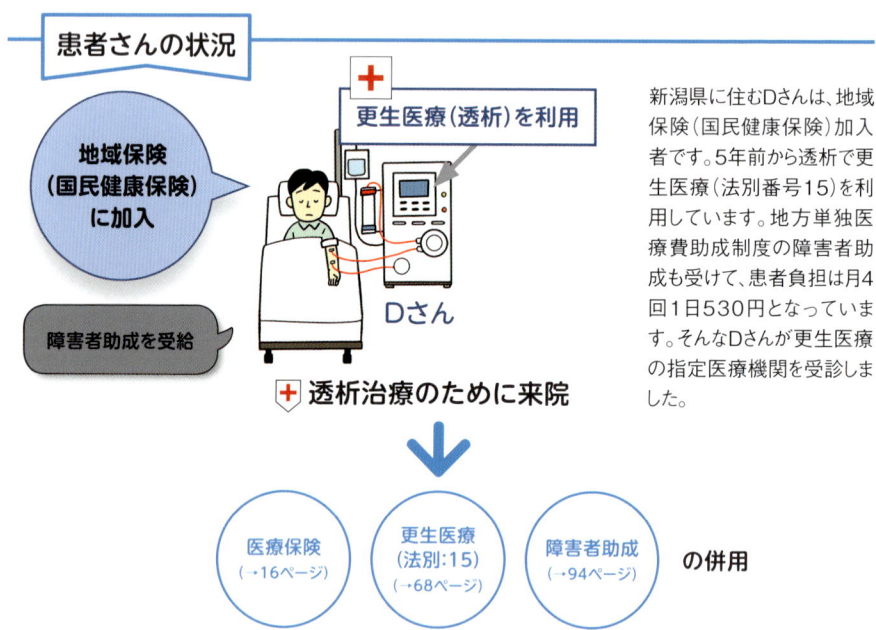

更生医療（透析）を利用

地域保険（国民健康保険）に加入

障害者助成を受給

Dさん

＋ **透析治療のために来院**

新潟県に住むDさんは、地域保険（国民健康保険）加入者です。5年前から透析で更生医療（法別番号15）を利用しています。地方単独医療費助成制度の障害者助成も受けて、患者負担は月4回1日530円となっています。そんなDさんが更生医療の指定医療機関を受診しました。

医療保険（→16ページ）　更生医療（法別:15）（→68ページ）　障害者助成（→94ページ）　の併用

　精神通院医療（法別番号21）とともに受給者数が増えているのが、更生医療（法別番号15）の透析です。

　更生医療には透析以外の疾患も含まれていますが、公費併用がされるケースとなると、透析による更生医療と地方単独医療費助成制度の障害者助成の組み合わせが特に多くなっています。

　Dさんが更生医療の適用診療を受けた場合、医療費の負担割合は、7割が医療保険、2割が更生医療の負担。さらに新潟県では地方単独医療費助成制度の障害者助成によって患者自己負担分が1回530円となり、残りが公費で補われます。

　ただし、更生医療は指定医療機関以外では適用されません。指定医療機関であっても、更生医療の対象疾病に関する治療以外は適用外となるので、診察内容をきちんと確認したうえで、医師や上司に確認するようにしましょう。

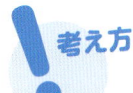
考え方
更生医療（透析）と地方の障害者助成の優先順位

■ 新潟県の事例
※マル長なし、更生医療の患者負担上限なしの場合

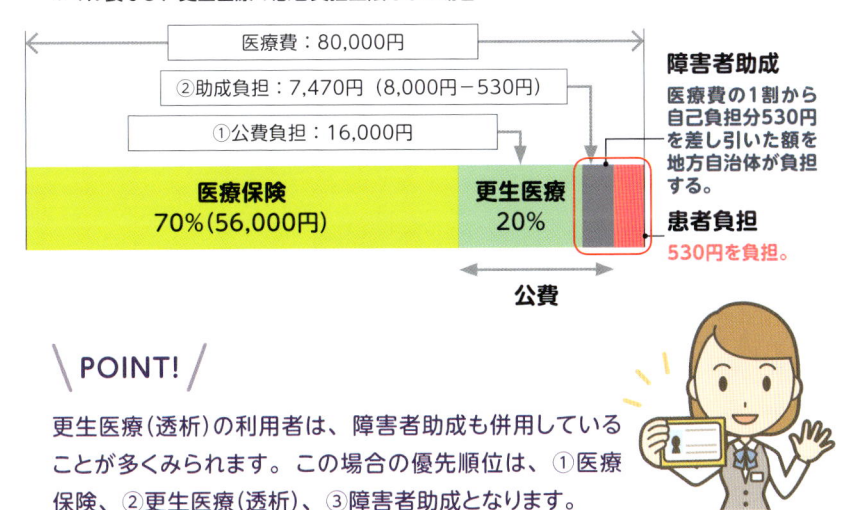

医療費：80,000円

②助成負担：7,470円（8,000円−530円）

①公費負担：16,000円

医療保険 70%（56,000円）

更生医療 20%

公費

障害者助成
医療費の1割から自己負担分530円を差し引いた額を地方自治体が負担する。

患者負担
530円を負担。

\ POINT! /

更生医療（透析）の利用者は、障害者助成も併用していることが多くみられます。この場合の優先順位は、①医療保険、②更生医療（透析）、③障害者助成となります。

■ 東京都の事例
※更生医療の月額上限2,500円、障害者助成一部負担金なしの場合

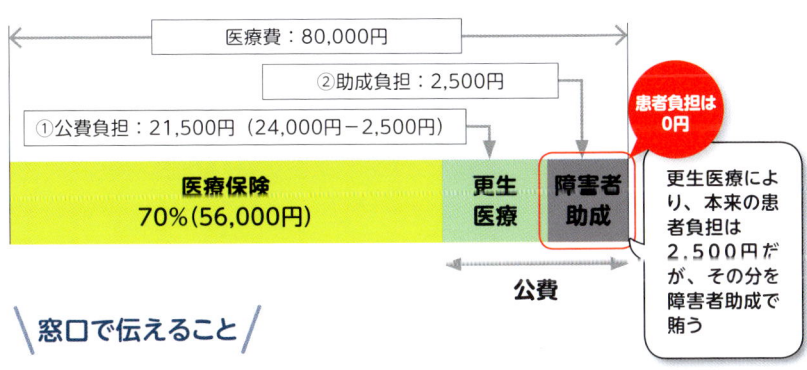

医療費：80,000円

②助成負担：2,500円

①公費負担：21,500円（24,000円−2,500円）

医療保険 70%（56,000円）

更生医療

障害者助成

公費

患者負担は0円

更生医療により、本来の患者負担は2,500円だが、その分を障害者助成で賄う

\ 窓口で伝えること /

- ●保険証と更生医療（法別番号15）の受給者証、自己負担上限額管理票を確認し、診察目的を患者に確認し、更生医療の適用外の診察の場合は、公費が適用されないことを説明して下さい。
- ●会計の前に、診察内容が公費対象かどうかを、医師または上司などに確認して下さい。

医療保険と障害者助成の併用

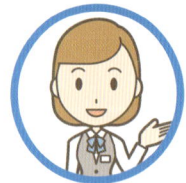

医療保険に加入している患者さんが、障害者助成を受けている場合、自己負担額はどのようになるのでしょうか？地方自治体によって異なる事例ですので、基本となるふたつの助成のあり方を押さえて下さい。

患者さんの状況

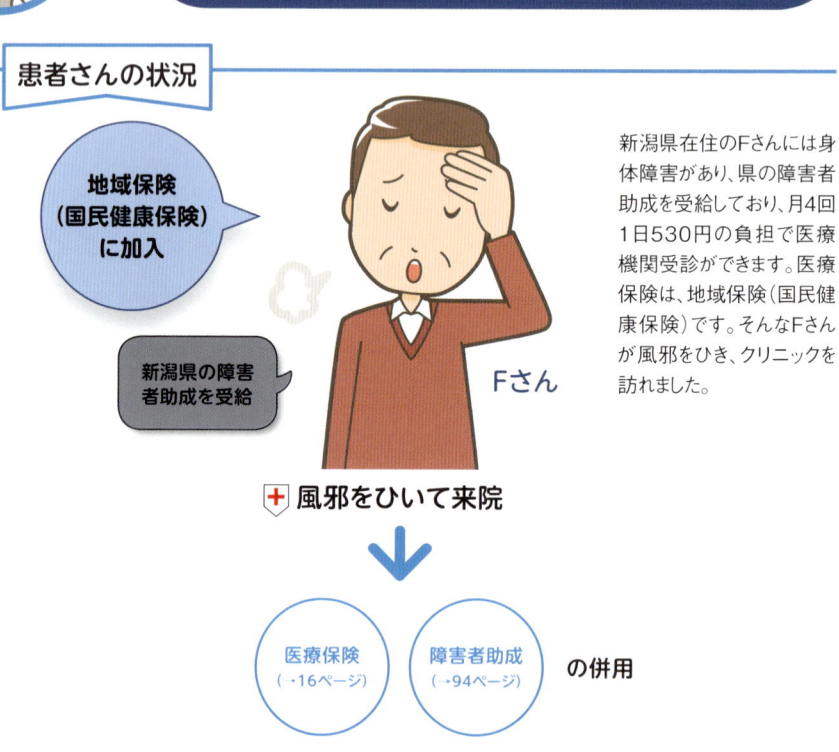

地域保険
（国民健康保険）
に加入

新潟県の障害者助成を受給

Fさん

新潟県在住のFさんには身体障害があり、県の障害者助成を受給しており、月4回1日530円の負担で医療機関受診ができます。医療保険は、地域保険（国民健康保険）です。そんなFさんが風邪をひき、クリニックを訪れました。

🏥 風邪をひいて来院

医療保険
（…16ページ）

障害者助成
（…94ページ）

の併用

　各自治体には、心身障害者のニーズに応じて医療費を助成する、地方単独医療費助成制度の障害者助成があります。

　障害者総合支援法に基づく公費負担医療制度を補う内容となっており、所得に応じて一部負担金額などが設定され、患者の負担を軽くしています。

　今回のＦさんがかかった医療費の負担割合は、まず医療保険が７割。新潟県の障害者助成に基づく患者自己負担分の530円をＦさんが支払い、残りを障害者助成が補います。

　障害者助成の内容は各自治体によって異なるので、勤務先医療機関がある自治体の助成制度をあらかじめ確認しておくようにしましょう。

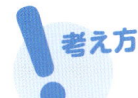
考え方

障害者助成はどこまで補ってくれるのか?

■ 新潟県の事例
※医療費10,000円の場合

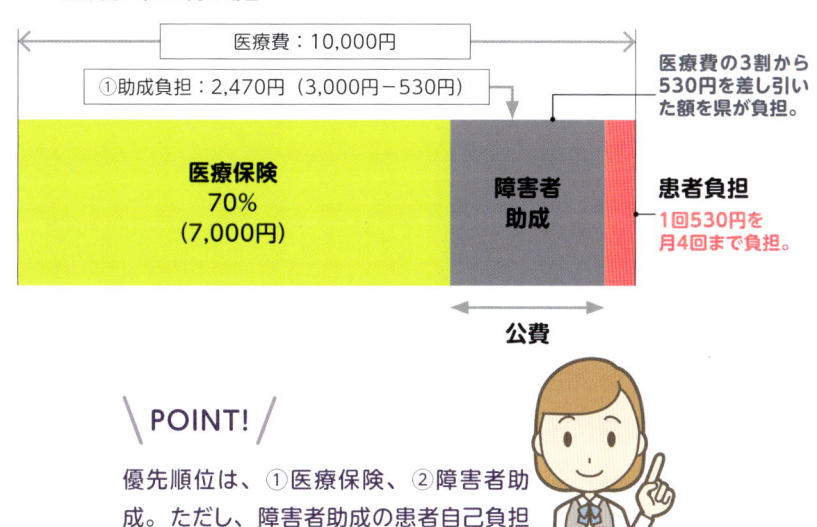

医療費：10,000円

①助成負担：2,470円（3,000円−530円）

医療保険
70%
(7,000円)

障害者助成

医療費の3割から530円を差し引いた額を県が負担。

患者負担
1回530円を月4回まで負担。

公費

＼ POINT! ／

優先順位は、①医療保険、②障害者助成。ただし、障害者助成の患者自己負担分は、各地方自治体によって異なります。

■ 東京都の事例
※医療費20,000円で、障害者助成患者負担1割の場合

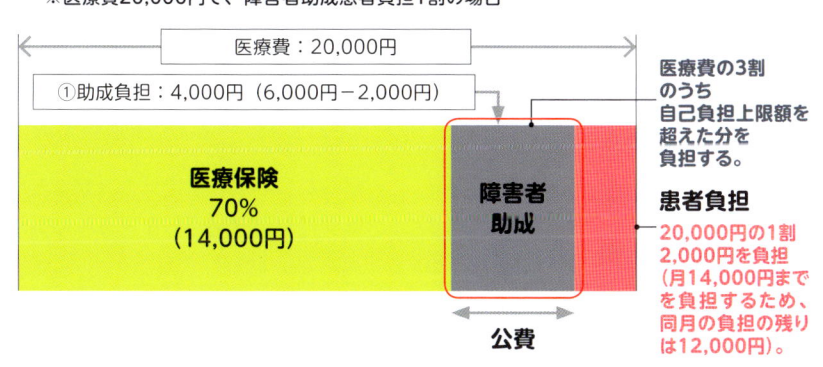

医療費：20,000円

①助成負担：4,000円（6,000円−2,000円）

医療保険
70%
(14,000円)

障害者助成

医療費の3割のうち自己負担上限額を超えた分を負担する。

患者負担
20,000円の1割2,000円を負担（月14,000円までを負担するため、同月の負担の残りは12,000円）。

公費

＼ 窓口で伝えること ／

● 保険証と障害者助成の医療証を確認します。

● 医療機関所在地の障害者助成の給付内容に応じて会計しましょう。

生活保護と更生医療の併用

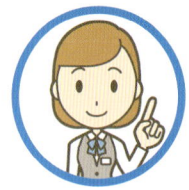

生活保護と更生医療の公費負担医療。全額が給付されるため、双方を受給する患者さんにとっては公費負担医療の対象となる診療であろうとなかろうと、自己負担額はありません。しかし、医療機関側にとっては請求先が異なってくるため、請求先をしっかりと押えておきたい事例です。

患者さんの状況

更生医療を利用

生活保護を受給

Gさん

➕ **透析治療のため来院**

生活保護（法別番号12）を受給しているGさんは、生活習慣病から腎臓を悪くし、現在は更生医療（法別番号15）を利用して透析治療を受けています。Gさんが更生医療の指定医療機関を来院しました。

生活保護
（法別:12）
（→66ページ）

更生医療
（法別:15）
（→68ページ）

の併用

　生活保護受給者が更生医療（法別番号15）の指定医療機関で透析治療に関連する診察を受けた場合、透析にかかる医療費は全額更生医療に請求します。

　ただし、更生医療の対象外の治療費は、全額が生活保護（法別番号12）への請求となるので、それぞれで公費の負担が生じます。

　更生医療の指定医療機関であっても、必ずしも診察内容が更生医療の対象とは限らないので、予定外の診察などの場合は受付時に診察目的を患者に確認するとよいでしょう。

　生活保護を受けながら、更生医療で透析治療を受けるケースは、公費負担医療制度の2者併用でもっとも多い組み合わせのひとつです。

　近年は、各種助成制度の利用促進のため、患者に対して申請を促す自治体も増えています。

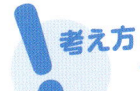

考え方

更生医療の対象か否かで変わる公費の負担

■ 一般的な事例

※更生医療の対象となる診療の場合

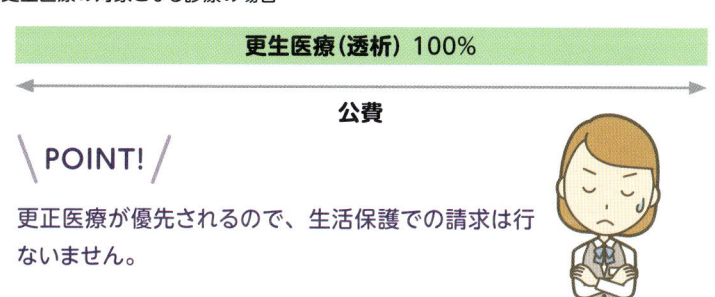

更生医療（透析）100%

公費

\ POINT! /

更正医療が優先されるので、生活保護での請求は行ないません。

■ 生活保護と更生医療の併用

※更生医療の対象治療40,000円、その他の医療10,000円の場合

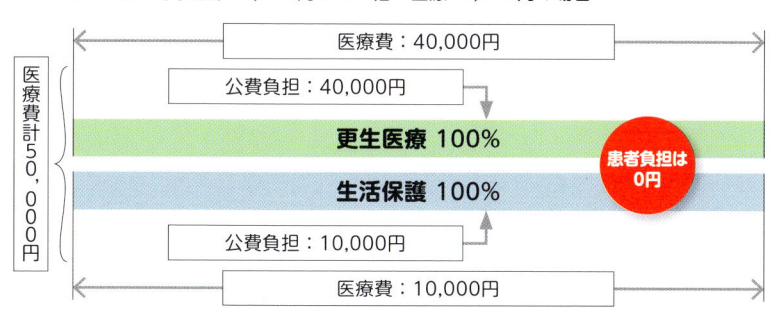

医療費計50,000円

医療費：40,000円
公費負担：40,000円
更生医療 100%

生活保護 100%
公費負担：10,000円
医療費：10,000円

患者負担は0円

\ POINT! /

行なわれた診察が更生医療の対象のものでない場合、医療費は生活保護によって助成されます。

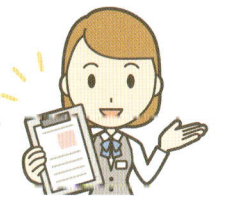

\ 窓口で伝えること /

- ●生活保護（法別番号12）の医療券または診察依頼書と、更生医療（法別番号15）の受給者証、自己負担上限額管理票を確認します。
- ●来院目的を尋ね、更生医療の対象となる診察か、医師などに確認しましょう。
- ●医療券や診察依頼書がない場合は、福祉事務所に電話で確認を。

医療保険と更生医療、ひとり親助成の併用

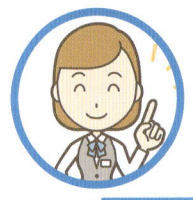

医療保険と公費負担医療である更生医療、さらにひとり親助成を受ける患者さんの場合、自己負担額はどのようになるのでしょうか？ 自治体によっても異なる制度ですので、基本となる優先順位と地方の助成のパターンを押さえておきましょう。

患者さんの状況

大分県在住のHさんは、母子家庭のためひとり親助成を受給し、月4回まで1日500円の自己負担額が設定されています。生活習慣病から腎臓を悪くして透析を受けることになり、3年前から月額上限5,000円で更生医療（法別番号15）も利用しています。

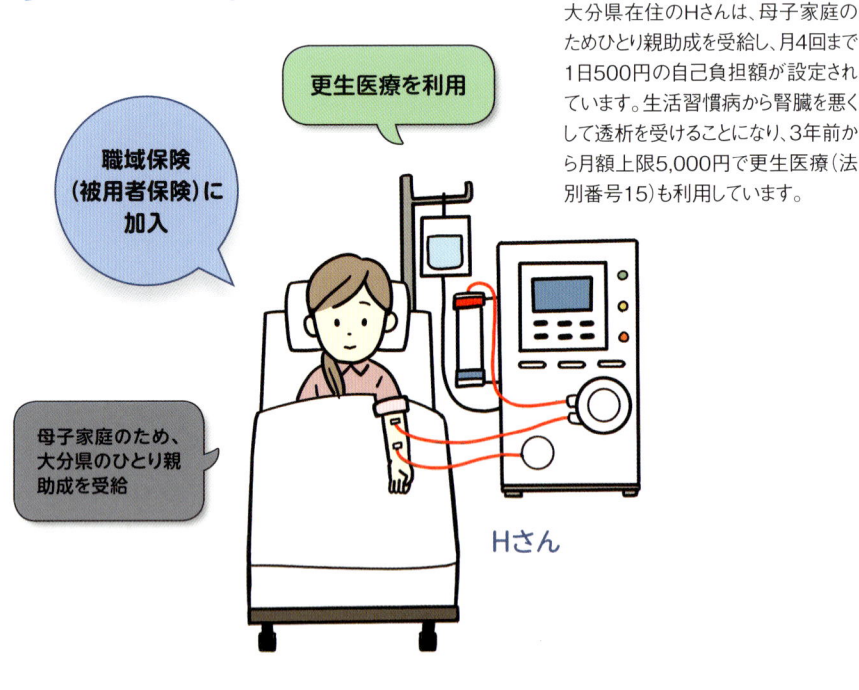

更生医療を利用

職域保険
（被用者保険）に
加入

母子家庭のため、
大分県のひとり親
助成を受給

Hさん

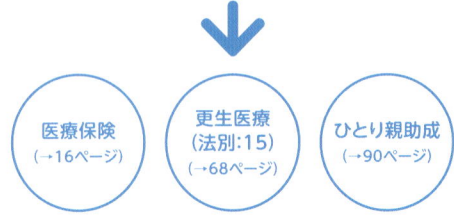

✚ 透析治療のために来院

⬇

医療保険
（→16ページ）

更生医療
（法別:15）
（→68ページ）

ひとり親助成
（→90ページ）

の併用

更生医療（法別番号15）の指定医療機関で治療を受けた場合、3者併用となります。

Hさんの場合、医療保険が7割、残る3割のうち、更生医療によって5,000円が自己負担となりますが、助成により患者自己負担は500円となるので、4,500円をひとり親助成に、3割から5,000円を引いた10,000円を更生医療に請求します。

透析を受ける患者数は年々増えており、2017年には32万人を超えました。それに伴い、更生医療（透析）との公費併用パターンも多様化し、地方単独医療費助成制度のひとり親助成との組み合わせも珍しくなくなりました。

考え方

医療保険と更生医療、ひとり親助成の優先順位

■ **大分県の場合**
※更生医療月額上限5,000円の場合

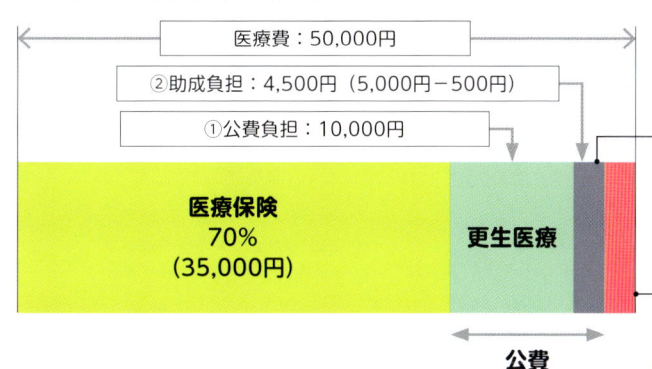

ひとり親助成
医療費の1割から500円を差し引いた額を負担。通院の場合、1回500円を月4回、2,000円まで。入院の場合は月14日7,000円まで。

患者負担
ひとり親助成により、500円（月4回まで）。

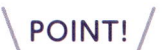

\ POINT! /

優先順位は、①医療保険、②更生医療、③ひとり親助成となり、自己負担額の上限を超えた額をひとり親助成が負担します。

\ 窓口で伝えること /

●保険証と更生医療の受給者証、ひとり親助成の医療証、自己負担上限額管理票を確認します。

●指定医療機関の受診であっても更生医療の対象とならない診察の場合は、医療保険とひとり親の2者併用となります。診察目的によっては、更生医療の公費適用外になることを伝えます。

負担額の差異

透析に来ている患者から「負担額が なぜ人と違うの?」と質問された

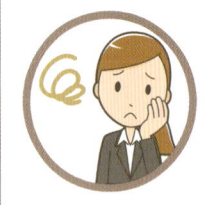

透析クリニックに勤務しています。毎回同じ顔触れになる せいか、患者同士で会話をすることが多く、先日その一人 から「私だけ負担額が違う。不公平」という指摘を受けまし た。一人ひとり違うのだと説明しても、納得してくれませ ん。どのように説明すべきですか?

患者さんの状況

[人工透析を受ける Aさん(77歳)]
人工透析を受け、特定疾病療養 受療証と重度心身(体)障害者受 給者証、保険証を提出しましたが、 3回目の受診で500円の自己負担 がありました。

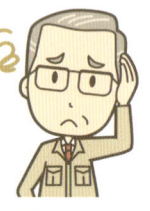

[人工透析を受ける Bさん(22歳)]
Aさんと同じく人工透析を受け、特 定疾病療養受療証と重度心身 (体)障害者受給者証、保険証を提 出したところ、3回目の受診で支払 いは0円でした。

特定疾病 療養受療証 (上限額1万円)	重度心身(体) 障害者受給者証 (支払額500円)	保険証 (1割負担)

500円の自己負担

特定疾病 療養受療証 (上限額1万円)	重度心身(体) 障害者受給者証 (支払額500円)	保険証 (3割負担)

自己負担なし

所得によって変わる自己負担額

　透析患者の場合、疾病よっては指定難 病、更生医療、地方単独の障害者助成、 さらにはマル長の適用を受けている例も あるでしょう。

　これらの助成では、患者の自己負担額 が患者や世帯の所得、制度によって変動 します。

　多くの公費負担医療制度は、患者や世 帯の所得、年齢に応じて自己負担額に区 分が定められています。また他の公費と

の併用などもあるため、自己負担上限額 の設定が個人で異なり、1回あたりの負 担額が変わってくるのです。

　患者からの指摘に対して、ほかの患者 の事情を説明することはできませんが、 当該患者の自己負担割合区分を説明した り、手引きなどの該当部分をコピーして 渡したりしてもよいでしょう。

　または、透析に関する公費や地方単独 医療費助成制度が何種類もあることを示 すような資料を提示してもよいかもしれ ません。

● 所得や制度によって 自己負担額が変わることを説明しましょう

（1回の治療費総額が3万円とした場合）

Aさんの自己負担（=1割）	Bさんの自己負担（=3割）
人工透析	**人工透析**
1回目（1割負担） 3,000円	1回目（3割負担） 9,000円
→500円（窓口負担）	→500円（窓口負担）
2回目（1割負担） 累計6,000円	2回目（3割負担） 累計18,000円
→500円（窓口負担）	→0円（窓口負担）
3回目（1割負担） 累計9,000円	3回目（3割負担） 累計27,000円
→500円（窓口負担）	→0円（窓口負担）

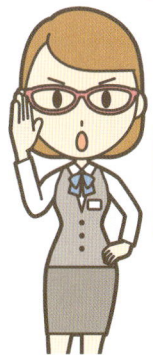

> Aさんは1割負担なので上限額10,000円に達するまでに3回以上の受診が必要です。それに対し、Bさんは3割負担なので2回で上限額に達しています。そのため、窓口負担をする回数に違いが生じます。

＼ POINT! ／

公費対象の疾患や治療の自己負担上限額は、年齢や所得、併用の状況、マル長の利用などによって一人ひとり異なります。

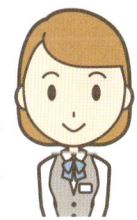

● 確認すべきこと

□ 患者から問い合わせを受けたら、該当公費の所得区分などの仕組みを説明する。

□ 後日渡せるように、疾患や治療に関する公費の資料などを揃えておく。

生活保護と更生医療の併用

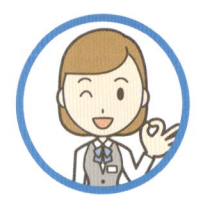

生活保護と更生医療の組み合わせは、もっともよく利用される併用パターンです。166ページ同様、こちららも診察内容によって請求先が変わります。とくに更生医療は術後の症状も対象となるので、間違いのないようにしましょう。

患者さんの状況

更生医療を受給

生活保護を受給

Iさん

生活保護（法別番号12）を受給するIさんは、心臓病で手術を受け、術後、更生医療（法別番号15）を受けています。そんなIさんが風邪をひいて来院しました。

 風邪をひいて来院

生活保護
（法別：12）
（→66ページ）

更生医療
（法別：15）
（→68ページ）

の併用

生活保護（法別番号12）と更生医療（法別番号15）の組み合わせは、おそらくもっともよく出合うパターンです。更生医療は透析のほか、慢性関節リウマチや白内障、心臓病の術後なども対象となっているので、いつも来院する患者でない場合は、診察目的が対象疾患かどうか、確認するようにしましょう。

Iさんの場合、更生医療の指定医療機関で該当疾患の診察を受けたときは、全額更生医療への請求となりますが、更生医療の対象外の診察については生活保護へ全額を請求します。

今回の場合は更生医療対象外の診察となるので、全額を生活保護に請求することになります。

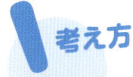

考え方

更生医療の対象診療は公費を優先し、対象外は全額生活保護へ

■ 一般的な事例
※更生医療の対象となる診療の場合

> ### 更生医療
> ### 100%

公費

→全額を更生医療が負担。医療費全額を更生医療へ請求。

■ 一般的な事例
※更生医療の対象の診療ではない場合

風邪の診察は更生医療対象外の診察となる。

> ### 生活保護
> ### 100%

公費

→医療費のすべてを生活保護に請求。

＼ **窓口で伝えること** ／

● 生活保護の医療券または診察依頼書と、更生医療の受給者証を確認しましょう。

● 診察内容によって請求先が変わるので、会計前に必ず確認すること。

生活保護と精神通院医療の併用

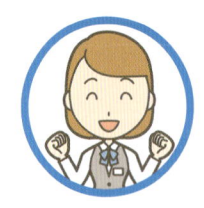

生活保護と精神通院医療の公費負担医療を併用する患者さんがいます。精神通院医療に関する治療を受けた場合、全額が公費負担となりますが、同時に精神疾患とは関係のない診療を受けることもあります。この場合、請求先がどう変わるのか、押さえておきましょう。

患者さんの状況

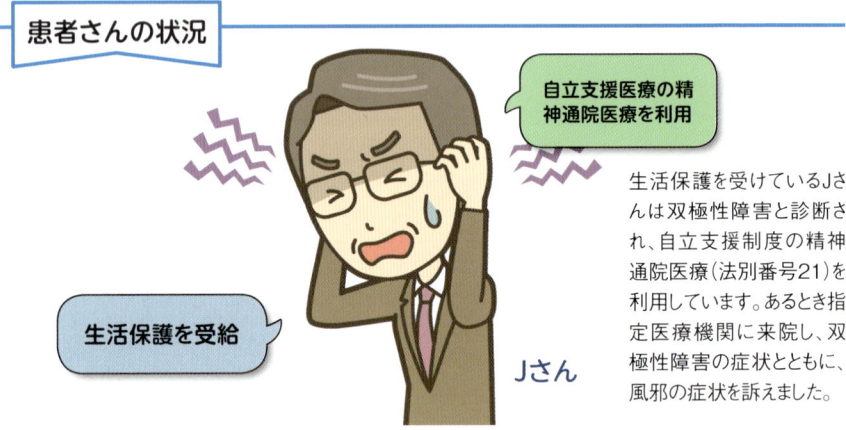

自立支援医療の精神通院医療を利用

生活保護を受けているJさんは双極性障害と診断され、自立支援制度の精神通院医療（法別番号21）を利用しています。あるとき指定医療機関に来院し、双極性障害の症状とともに、風邪の症状を訴えました。

生活保護を受給

Jさん

✚ 双極性障害の症状とともに、風邪の症状を訴えて来院

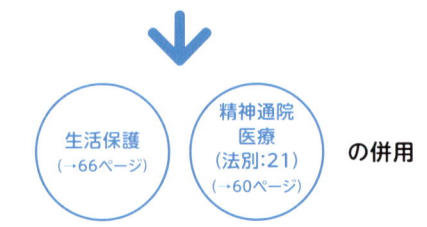

生活保護
（→66ページ）

精神通院医療
（法別:21）
（→60ページ）

の併用

　生活保護世帯は精神通院医療の自己負担がありません。生活保護受給者が精神疾患にかかった場合、その診察内容がすべて精神疾患の治療の対象となったときは、医療費の全額を精神通院医療（法別番号21）へ請求します。

　ただ、風邪の症状を訴えて来院した今回のように、診察内容に精神疾患の治療

ではないものが含まれている場合は、精神疾患の治療以外の治療内容分の医療費は、必ず生活保護（法別番号12）への請求とします。

　Jさんの場合、双極性障害の治療に関する治療分の請求10割を精神通院医療に、風邪の治療に関する請求を10割生活保護に出します。

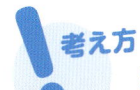

考え方

診療内容で請求先がわかれる

■ 診察内容が精神疾患治療のみの場合

全額を精神通院が負担。

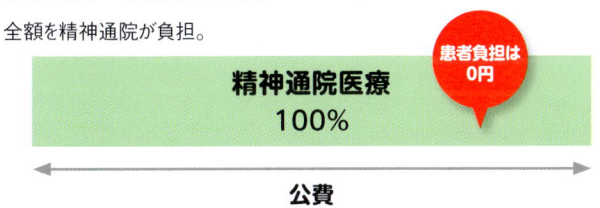

患者負担は
0円

精神通院医療
100%

公費

■ 診察内容に精神疾患以外の治療がある場合

全額を精神通院医療と生活保護が負担。

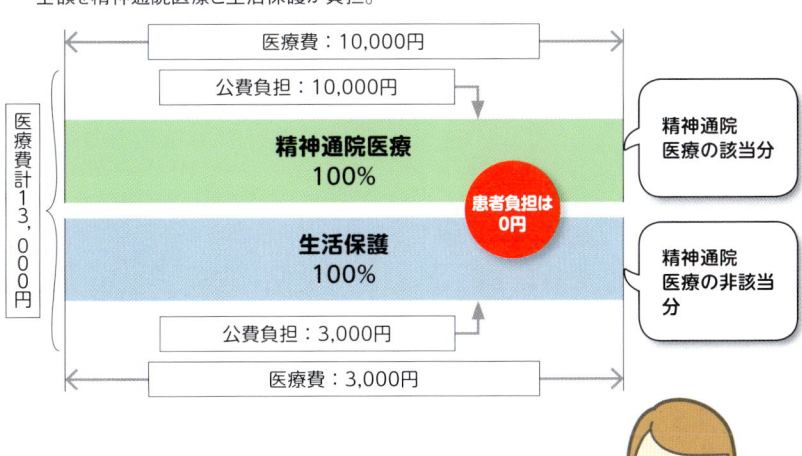

医療費：10,000円

公費負担：10,000円

精神通院医療
100%

精神通院
医療の該当分

患者負担は
0円

生活保護
100%

精神通院
医療の非該当
分

公費負担：3,000円

医療費：3,000円

医療費計13,000円

\ POINT! /

診察の一部に精神疾患の治療ではないものが含まれている
場合は、その医療費は必ず生活保護へ請求してください。

\ 窓口で伝えること /

● 生活保護（法別番号12）の医療券または診察依頼書と、精神通院医療
（法別番号21）の受給者証、自己負担上限額管理票を確認してくださ
い。

● 医療券または診察依頼書がない場合は、必ず福祉事務所に電話して
生活保護受給状況を確認しましょう。

医療保険と更生医療、障害者助成の併用

更生医療と障害者助成を併用する患者さんの場合、更生医療は術後にも適用され、医療保険を含めた3者併用になるケースがあります。この場合の優先順位を考えて見ましょう。

患者さんの状況

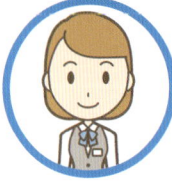

半年前にペースメーカーの植え込み手術を行なった

更生医療を受給する

都の障害者助成を受け、自己負担1割で月額14,000円が上限とされる

半年前に心臓疾患が見つかり、東京都に住むKさんはペースメーカー植込術を受けました。現在、Kさんは更生医療とともに、障害者助成も利用して受診しています。障害者助成でKさんの自己負担額は1割、上限なしとされています。

Kさん

➕ 心臓機能障害の診療のために来院

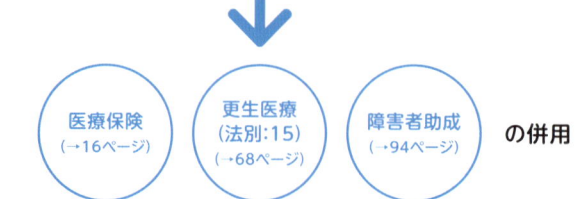

医療保険
(→16ページ)

更生医療
(法別:15)
(→68ページ)

障害者助成
(→94ページ)

の併用

心臓機能障害には弁膜症や心筋梗塞、狭心症といった疾患が含まれ、ペースメーカー移植術やバイパス移植術などの術後には更生医療（法別番号15）が適用されます。心臓機能障害における更生医療と地方単独医療費助成制度の障害者助成、医療保険の3者併用も少なくない事例なので、優先順位をしっかり覚えておくようにしましょう。

今回の例は東京都です。Kさんが東京の指定医療機関を受診した場合、更生医療の対象となる診療であれば、給付が適用されて7割を医療保険、2割を更生医療が負担し、月額14,000円という患者負担額の上限を超えた分を東京都の自治体による障害者助成が負担します。

医療保険と更生医療、障害者助成の優先順位

■ 東京都の事例

※更生医療上限なし、障害者助成1割(月上限14,000円)医療費200,000円の場合

自己負担分の2割を更生医療が負担し、残る自己負担分1割の一部を月の上限額まで患者が負担し、残額を障害者助成が負担する。

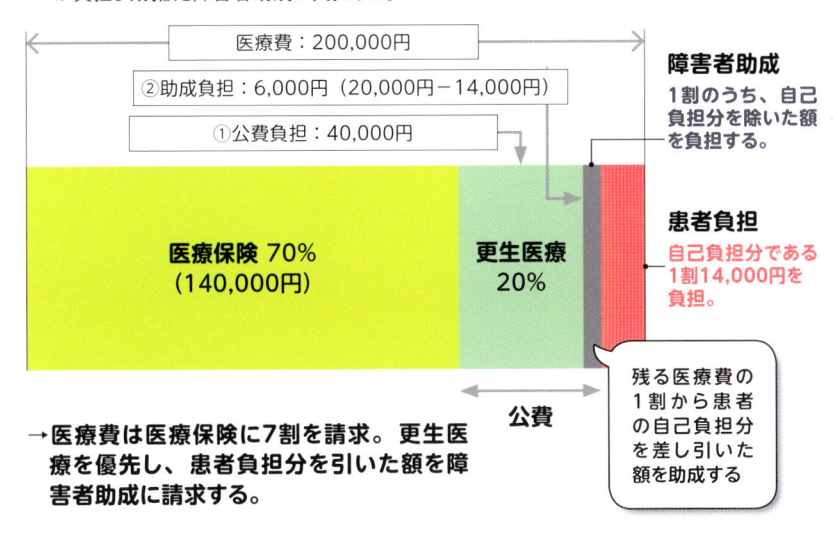

医療費：200,000円

②助成負担：6,000円（20,000円−14,000円）

①公費負担：40,000円

医療保険 70%
（140,000円）

更生医療
20%

公費

障害者助成
1割のうち、自己負担分を除いた額を負担する。

患者負担
自己負担分である1割14,000円を負担。

残る医療費の1割から患者の自己負担分を差し引いた額を助成する

→ **医療費は医療保険に7割を請求。更生医療を優先し、患者負担分を引いた額を障害者助成に請求する。**

\\ POINT! /

医療保険と更生医療、地方単独の障害者助成を併用する際の優先順位は、①医療保険、②更生医療、③障害者助成となり、障害者助成は自己負担分のみを助成します。

\\ 窓口で伝えること /

● 保険証と更生医療（法別番号15）の受給者証、地方単独医療費助成制度の障害者助成の医療証、自己負担上限額管理票を確認します。
● 更生医療の対象となる診察でない場合は、障害者助成だけを適用させて計算します。

医療保険と育成医療、乳幼児助成の併用

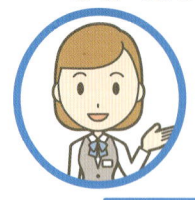

地方自治体の助成は、医療保険と国の公費が補填しきれない部分を助成する方針を採っています。では、未就学児の医療保険と育成医療の公費、自治体による乳幼児助成はどのような関係になるのでしょうか？

患者さんの状況

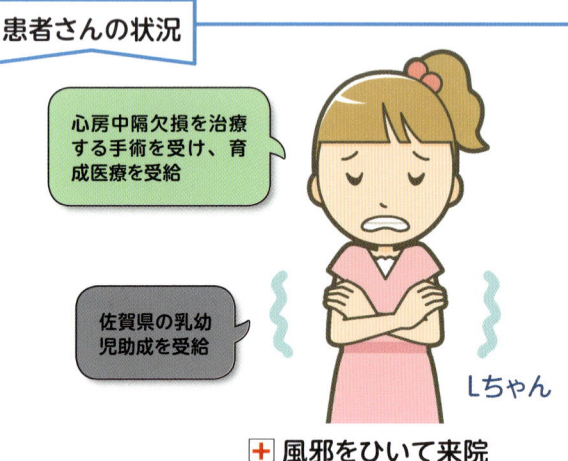

心房中隔欠損を治療する手術を受け、育成医療を受給

佐賀県の乳幼児助成を受給

Lちゃん

+ 風邪をひいて来院

佐賀県のLちゃんは、生まれたときから心臓疾患があり、心房中隔欠損を治療する手術を受けました。退院後、3歳になったLちゃんは母親に連れられ、呼吸苦を訴えて指定医療機関に来院しました。佐賀県の地方単独医療費助成制度では、乳幼児の通院医療費は1回500円を月2回までとされています（3回目以降は無料）。

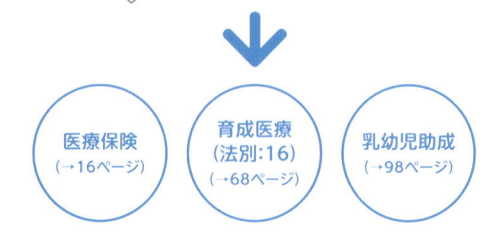

医療保険
（→16ページ）

育成医療
（法別:16）
（→68ページ）

乳幼児助成
（→98ページ）

直接の対象疾患以外の場合でも、疾患によっては育成医療（法別番号16）の対象となります。

Lちゃんの場合の医療負担割合は、8割が医療保険、2割が育成医療、患者負担上限額を超過した分を地方単独医療費助成制度の乳幼児助成に請求します。

育成医療は、更生医療（法別番号15）の子ども版で、主に先天性障害を引き起こす病気の医療費を支給する公費負担医療制度です。この公費負担を利用する患者がかかるのは、移植などの外科手術や免疫療法が行なえる医療機関と限定されますが、NICUといった小児医療技術の進歩により医療的ケア児は年々増えているので、覚えておきましょう。

考え方

医保と国の公費の補填しきれない医療費を 自治体の公費が助成する

■ 佐賀県の事例
※育成医療月額5,000円、乳幼児助成（1回500円／月2回まで）の場合

乳幼児助成
5,000円から自己負担分を差し引いた額を助成する。

医療費：30,000円

②助成負担：4,500円（5,000円－500円）

①公費負担：1,000円（6,000円－5,000円）

患者負担
1回500円を月2回まで負担。

医療保険 80%（24,000円）

育成医療 2割のうち、育成医療の5,000円を差し引いた額を負担。

公費

＼ POINT! ／

医療保険と更生医療、乳幼児助成を併用する際の優先順位は、①医療保険、②育成医療、③乳幼児助成となり、乳幼児助成は自己負担分のみを助成します。

■ 東京都の事例
※育成医療月額5,000円、乳幼児助成負担0円の場合

医療費：30,000円

②助成負担：5,000円

①公費負担：1,000円（6,000円－5,000円）

乳幼児助成
5,000円を助成する。

医療保険 80%（24,000円）

患者負担は0円

育成医療
2割から育成医療の5,000円を引いた額を負担。

公費

＼ 窓口で伝えること ／

● 保険証と更生医療の受給者証、乳幼児助成の医療証、自己負担上限額管理票を確認します。

● 診察目的を確認し、更生医療の対象でない場合は、公費の給付は受けられないことを患者に伝えましょう。

● 更生医療対象外の治療の場合は、医療保険と乳幼児助成の2者併用となります。

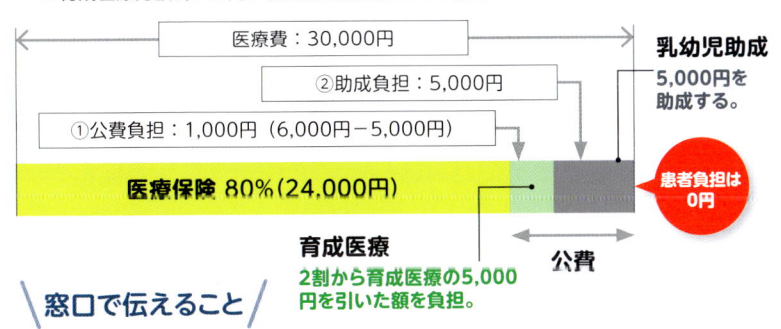

医療保険と特定疾患、障害者助成の併用

医療保険と特定疾患の公費負担医療、地方自治体の障害者助成を併用する患者さんが医療機関を利用する際、想定されるのは、公費負担医療に基づく医療を受けるケースと、それ以外の疾病のケースです。公費の優先順位を考えてみましょう。

患者さんの状況

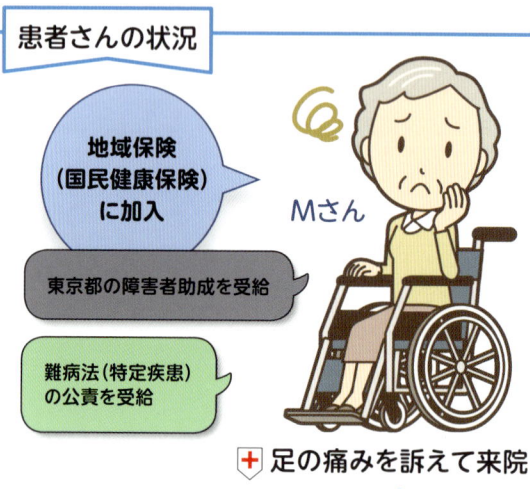

地域保険（国民健康保険）に加入

Mさん

東京都の障害者助成を受給

難病法（特定疾患）の公費を受給

➕ 足の痛みを訴えて来院

数年前（難病法は2015年に改正されていて、それ以降新規の法別51認定はありません）に重症急性膵炎で入院していたMさんは、地域保険（国民健康保険）加入者で、肢体に障害があるため、東京都の障害者助成（1割負担）の受給者証も持っています。重症急性膵炎に罹患後、特定疾患（法別番号51）の認定も受けました。そのMさんが、指定医療機関で足の痛みを訴えました。

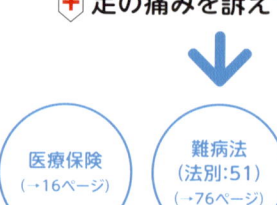

| 医療保険
(→16ページ) | 難病法
(法別:51)
(→76ページ) | 障害者助成
(→94ページ) | の併用 |

　Mさんが特定疾患（法別番号51）の指定医療機関に来院した場合でも、その対象診療でなければ、同公費からの給付はありません。今回の場合、足の痛みは障害者助成の対象になるので、医療費の負担割合は医療保険7割、自己負担1割、残った2割が障害者助成となります。

　すでに見たように、2015年に「難病の患者に対する医療等に関する法律」が施行され、新しい難病医療費助成制度が始まりました。この法律に基づくのが公費負担医療制度の難病医療で、特定疾患に含まれていた疾患のほとんどが、難病医療の対象疾患に引き継がれました。現在特定疾患に含まれるのは一部の疾患のみになっています。

考え方

診察内容によって請求先が異なる

■ 東京都の事例

※診察内容が特定疾患ではなく障害者助成患者負担1割の場合

医療保険が7割を負担し、障害者助成が2割を負担する。

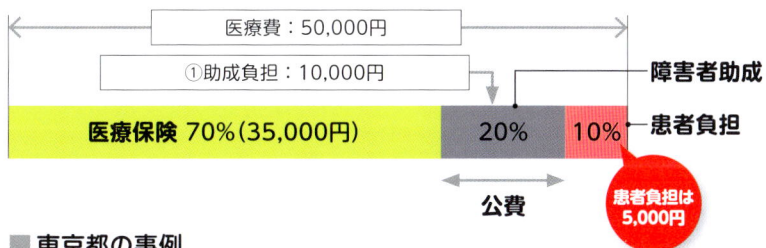

■ 東京都の事例

※患者負担上限額5,000円障害者助成1割負担、診察内容が特定疾患の対象だった場合

特定疾患の対象となる診察が行なわれた場合、医療保険7割、所得に応じた自己負担額を患者から徴収し、自己負担超過額を難病法に請求します。

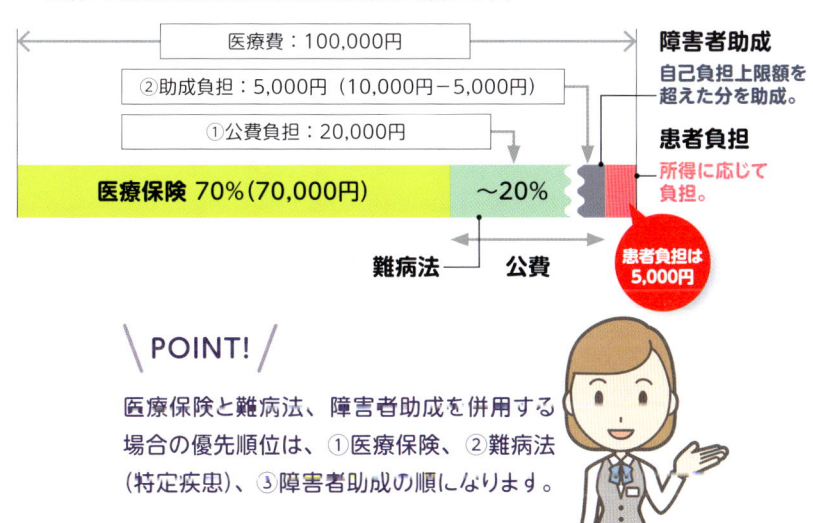

\ POINT! /

医療保険と難病法、障害者助成を併用する場合の優先順位は、①医療保険、②難病法（特定疾患）、③障害者助成の順になります。

\ 窓口で伝えること /

- 保険証と特定疾患の受給者証、障害者助成の医療証、自己負担上限額管理票を確認します。
- 診察内容によっては、特定疾患の公費は適用されないので、医療保険と障害者助成の2者併用で請求を行ないます。

医療保険と小児慢性疾患、乳幼児助成の併用

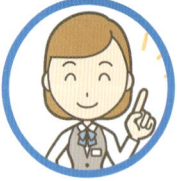

> 小児慢性疾患の公費負担医療を受ける子どもの場合、乳幼児助成も受給しているケースがほとんどです。難病法の公費負担が優先されたあと、乳幼児助成はどのように支給されるのでしょうか?

患者さんの状況

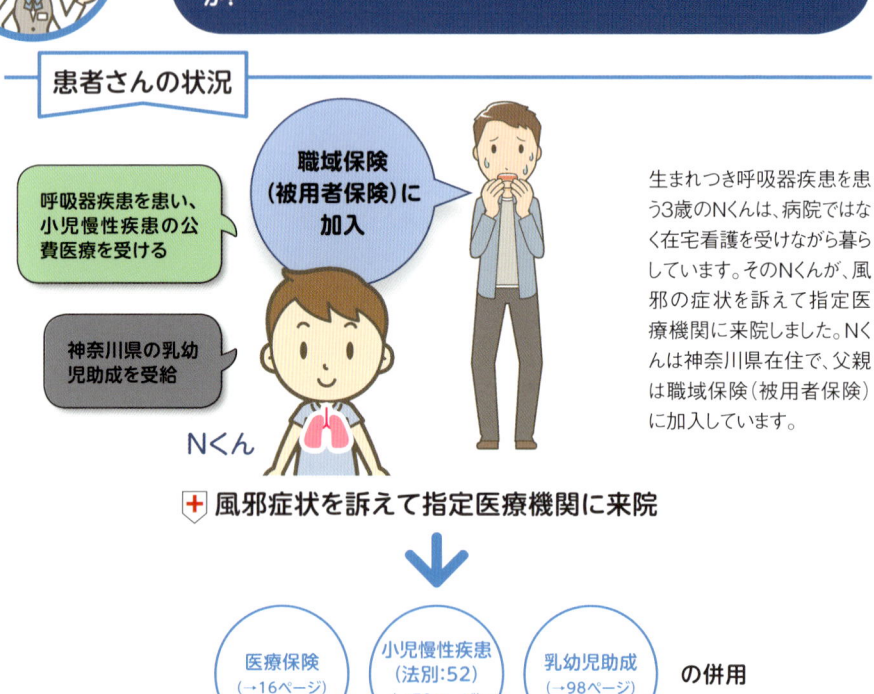

職域保険（被用者保険）に加入

呼吸器疾患を患い、小児慢性疾患の公費医療を受ける

神奈川県の乳幼児助成を受給

Nくん

生まれつき呼吸器疾患を患う3歳のNくんは、病院ではなく在宅看護を受けながら暮らしています。そのNくんが、風邪の症状を訴えて指定医療機関に来院しました。Nくんは神奈川県在住で、父親は職域保険（被用者保険）に加入しています。

➕ 風邪症状を訴えて指定医療機関に来院

医療保険（→・16ページ）　小児慢性疾患（法別:52）（→78ページ）　乳幼児助成（→98ページ）　の併用

　小児慢性疾患（法別番号52）は、法別番号54・51の子ども版です。指定医療機関で小児慢性疾患に関係する診察を受けた場合、公費が給付されます。風邪の症状であっても、関連疾患であれば給付対象となり得るでしょう。

　Nくんの住む市区町村の制度では、未就学児の医療費自己負担分が全額支給されます。

　そのため、今回のケースの医療費の負担割合は、8割を医療保険が負担し、残りの2割を被保険者の所得に応じて小児慢性疾患、乳幼児助成が負担する3者併用となります。なお、診察内容が小児慢性疾患の対象ではない場合は、医療保険と乳幼児助成の2者併用となります。

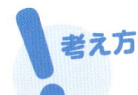

考え方

小児慢性疾患の助成範囲と優先順位を押さえる

■ 神奈川県の事例

※自己負担上限額5,000円で、診察内容が小児慢性疾患の助成対象だった場合

医療保険が8割（未就学児）を負担し、所得に応じた自己負担を小児慢性疾患が補填し、乳幼児助成の公費が残りを負担する。

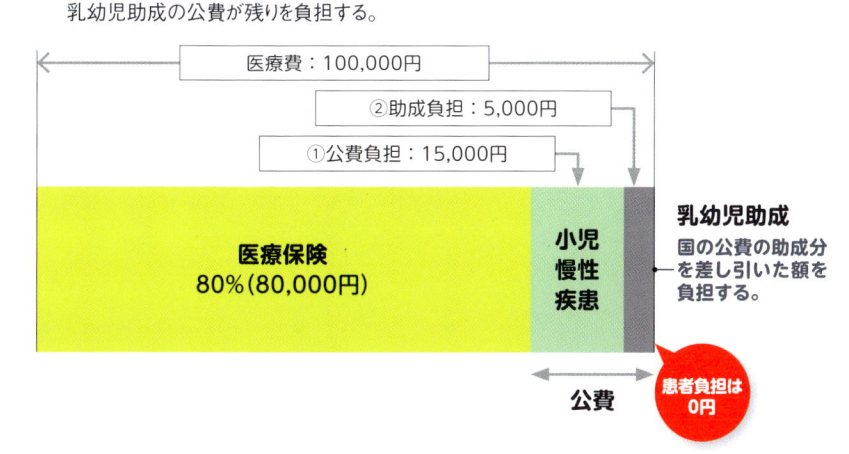

\ POINT! /

優先順位は、①医療保険、②小児慢性疾患、③乳幼児助成。国の公費で賄われない部分を、地方自治体の公費が補うことになります。

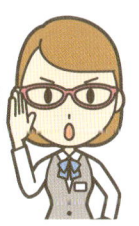

\ 窓口で伝えること /

- ●保険証と小児慢性疾患の受給者証、乳幼児助成の医療証を確認します。
- ●小児慢性疾患の対象とならない診察の場合は、医療保険と乳幼児助成の2者併用になります。

措置医療

児童福祉法に基づく施設で生活する子どもたちを対象とした公費負担医療が措置医療です。この公費負担医療制度の場合、医療保険に加入していてもいなくても、自己負担額は0円になります。

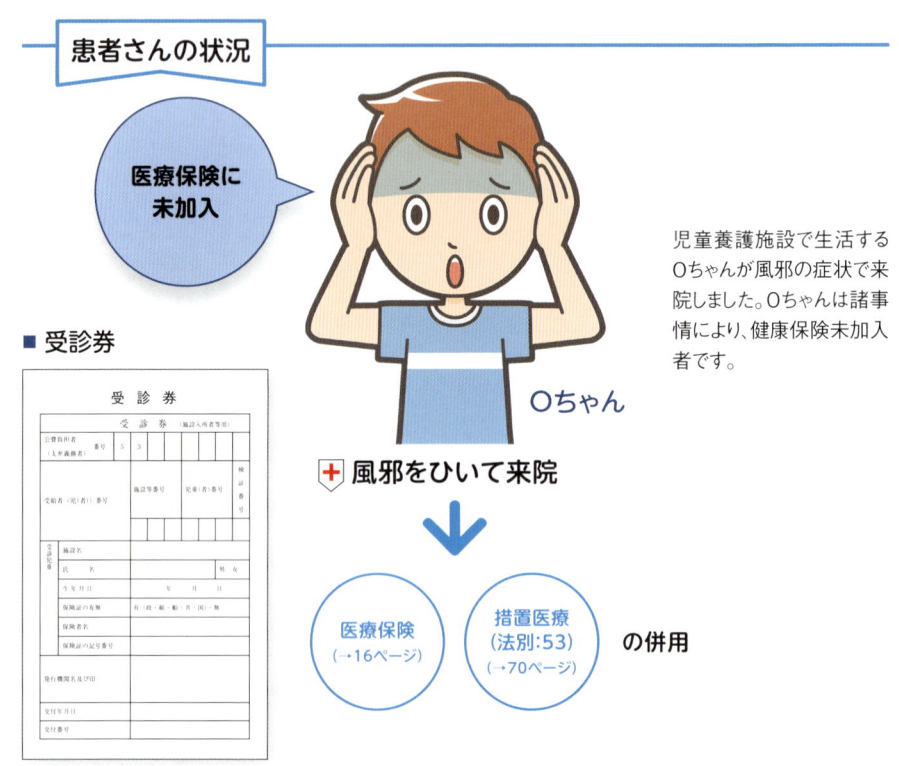

患者さんの状況

医療保険に
未加入

○ちゃん

➕ 風邪をひいて来院

医療保険
（→16ページ）

措置医療
（法別:53）
（→70ページ）

の併用

児童養護施設で生活する
○ちゃんが風邪の症状で来
院しました。○ちゃんは諸事
情により、健康保険未加入
者です。

■ 受診券

受　診　券

　措置医療（法別番号53）は、乳児院や児童養護施設などの児童福祉法に基づく施設にいる子どもたちを対象とした公費負担医療制度です。

　施設の入所者が受診する場合は、施設が受診券を交付し、医療機関に提出します。さまざまな事情で医療保険に加入していない子については、全額が公費で給付されます。

　ただし、医療保険加入者の場合は、原則医療保険７割、公費３割と、通常の負担になります。

考え方

措置医療と医療保険の関係

■ 医療保険加入者の一般的な事例（6歳以上の場合）

医療保険が7割を負担、残り3割を措置医療が負担する。

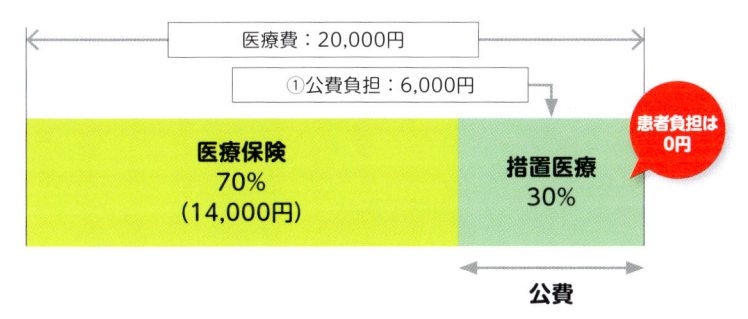

医療費：20,000円

①公費負担：6,000円

| 医療保険 70%（14,000円） | 措置医療 30% |

患者負担は0円

公費

\ POINT! /

原則として優先順位は、①医療保険、②措置医療となります。
また、医療保険未加入者は、10割を措置医療へ請求します。

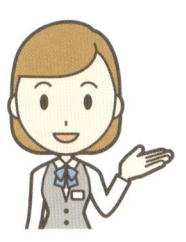

■ 医療保険未加入者の事例

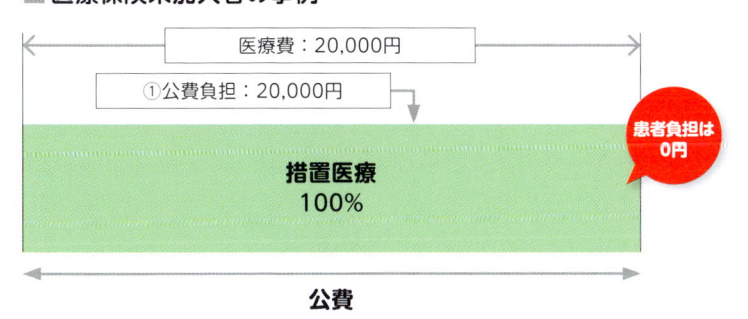

医療費：20,000円

①公費負担：20,000円

措置医療 100%

患者負担は0円

公費

\ 窓口で伝えること /

●措置医療の受診券を確認します。
●医療保険に加入していない場合、全額で措置医療を適用します。

医療保険と指定難病、障害者助成の併用

医療保険に加え、指定難病の公費負担医療、自治体の障害者助成を受ける患者さんが治療を受けるパターンは、指定難病に関する治療とそうでない場合があります。この場合、それぞれどのような優先順位になるのでしょうか？

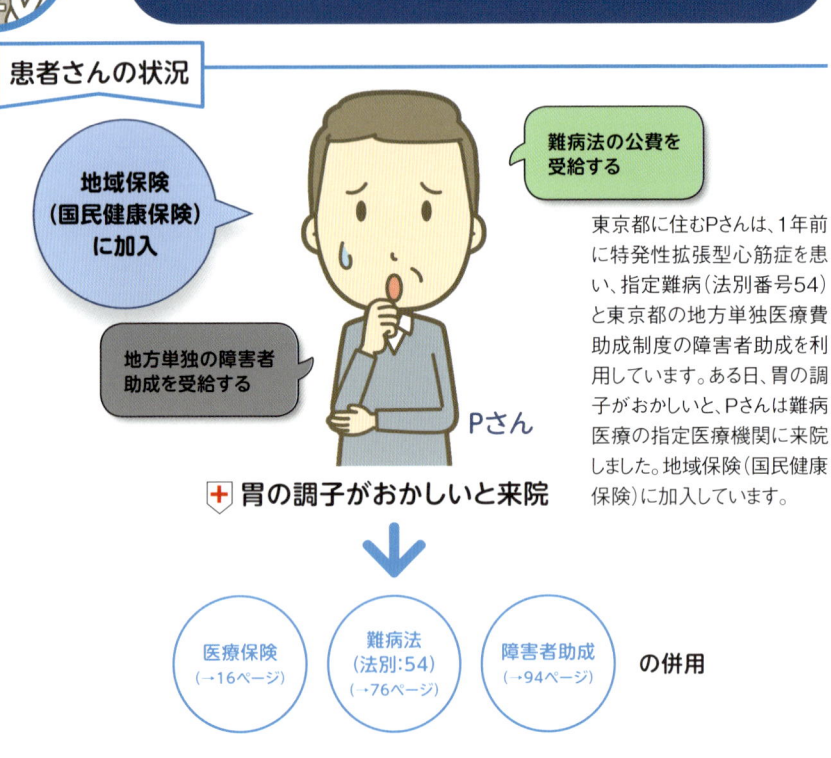

患者さんの状況

地域保険（国民健康保険）に加入

難病法の公費を受給する

地方単独の障害者助成を受給する

Pさん

東京都に住むPさんは、1年前に特発性拡張型心筋症を患い、指定難病（法別番号54）と東京都の地方単独医療費助成制度の障害者助成を利用しています。ある日、胃の調子がおかしいと、Pさんは難病医療の指定医療機関に来院しました。地域保険（国民健康保険）に加入しています。

➕ 胃の調子がおかしいと来院

医療保険（→16ページ）　難病法（法別：54）（→76ページ）　障害者助成（→94ページ）　の併用

東京在住のPさんの場合、本来の患者負担3割のうち、原則1割を負担し、残る2割が助成の負担になります。また、患者負担は、外来では14,000円が月額の上限と設定されています。

そのため、指定難病の対象となる診察の場合、医療費の負担割合は7割が医療保険、2割が指定難病（法別番号54）、残り1割が障害者助成で負担されるため、患者負担は0円となります。

指定難病の対象とならない診察では、国の公費は使われず、医療保険と障害者助成への請求となります。

今回の来院の目的は胃の治療になるので、指定難病の対象外であり、医療保険と障害者助成の2者併用となります。

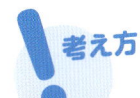 考え方

障害者助成併用のしかた

■ 指定難病の対象となる診察の事例

※東京都で指定難病の自己負担2,500円、障害者助成0割負担の場合

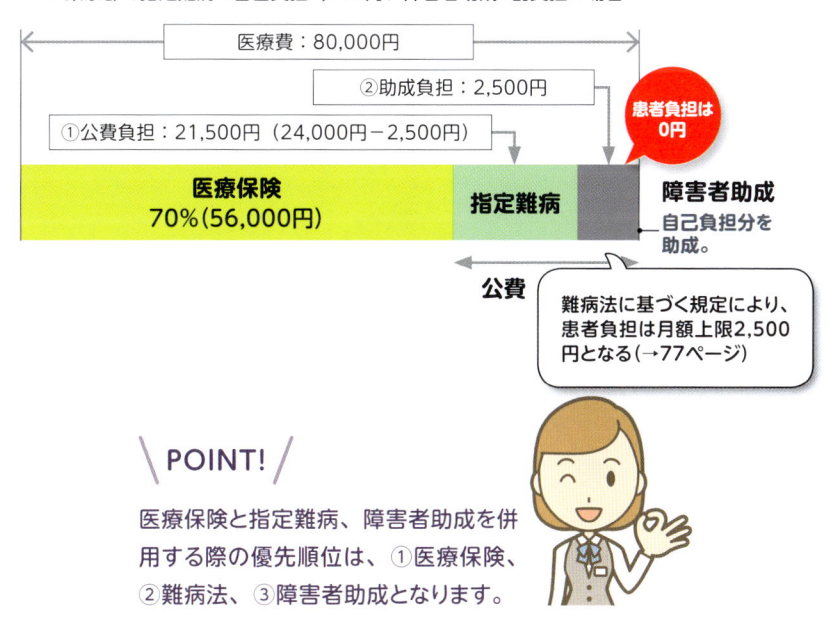

医療費：80,000円

②助成負担：2,500円

①公費負担：21,500円（24,000円－2,500円）

患者負担は 0円

| 医療保険 70%（56,000円） | 指定難病 | 障害者助成 自己負担分を 助成。 |

公費

難病法に基づく規定により、患者負担は月額上限2,500円となる（→77ページ）

\ POINT! /

医療保険と指定難病、障害者助成を併用する際の優先順位は、①医療保険、②難病法、③障害者助成となります。

■ 指定難病の対象とならない診察の事例

※東京都で障害者助成1割負担の場合

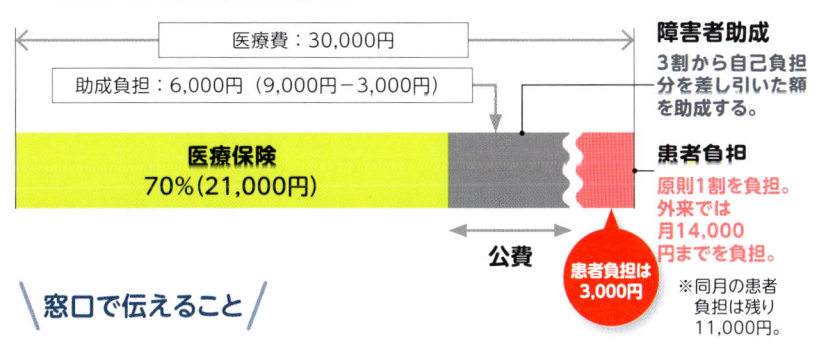

医療費：30,000円

助成負担：6,000円（9,000円－3,000円）

障害者助成 3割から自己負担分を差し引いた額を助成する。

| 医療保険 70%（21,000円） | | **患者負担** 原則1割を負担。外来では月14,000円までを負担。 |

公費

患者負担は 3,000円

※同月の患者負担は残り11,000円。

\ 窓口で伝えること /

● 保険証と指定難病の受給者証、障害者助成の医療証を確認します。

● 指定難病の対象外の診察の場合は、医療保険と障害者助成の2者併用となります。

医療保険（マル長）と更生医療、障害者助成の併用

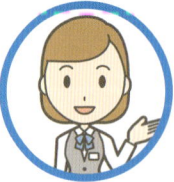

特定疾病療養受療証証を持ち、更生医療の公費負担医療、さらに地方の障害者助成を受ける患者さんが来院した場合、それぞれの公費の優先順位と患者さんの負担額はどのようになるのでしょうか？　国の公費適用の有無で障害者助成の割合が変化する点を踏まえて考えましょう。

患者さんの状況

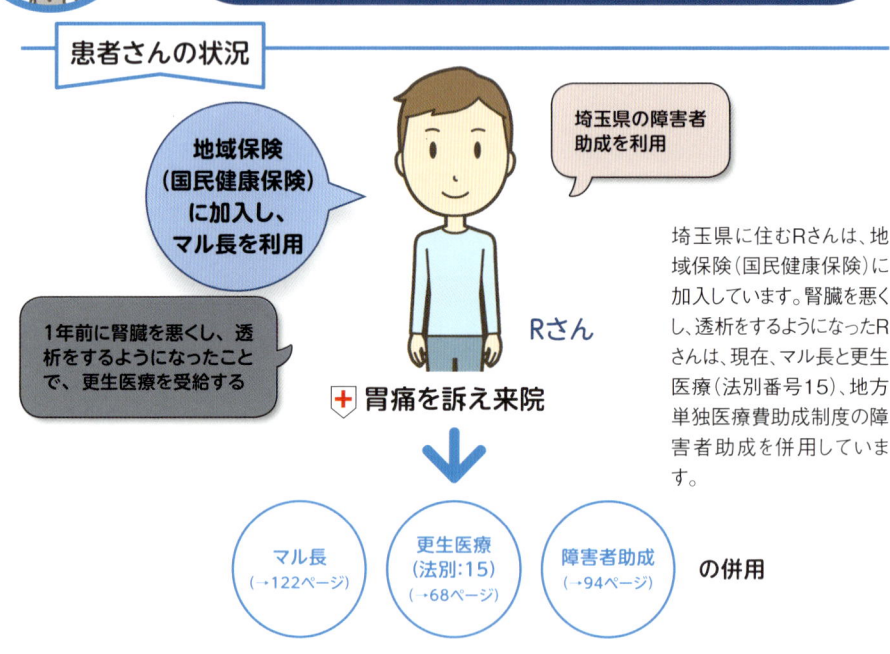

埼玉県の障害者助成を利用

地域保険（国民健康保険）に加入し、マル長を利用

1年前に腎臓を悪くし、透析をするようになったことで、更生医療を受給する

Rさん

✛ 胃痛を訴え来院

マル長
（→122ページ）

更生医療
（法別：15）
（→68ページ）

障害者助成
（→94ページ）

の併用

埼玉県に住むRさんは、地域保険（国民健康保険）に加入しています。腎臓を悪くし、透析をするようになったRさんは、現在、マル長と更生医療（法別番号15）、地方単独医療費助成制度の障害者助成を併用しています。

　人工透析を受けている方などで、医療保険マル長と更生医療（法別番号15）の両方の認定を受けている方は一般的にマル長が優先されます。またその他に地方単独医療費助成制度の障害者助成を受けている方もいます。

　Rさんの場合も、更生医療の対象となる腎臓疾患により、マル長と障害者助成の認定を受けています。本来マル長で10,000円の負担があるところを更生医療で5,000円、障害者助成で5,000円を助成しますので自己負担分は0円です。

　次ページの更生医療の対象疾患の場合、医療保険の3割からマル長の10,000円を引いた5,000円が高額療養費にあたります。この高額療養費分5,000円を医療保険マル長が補填します。更生医療対象外の診療のときも、7割が医療保険、3割が障害者助成で補填されるため、自己負担は0円となります。

 **考え方**

国の公費適用の有無で障害者助成の割合が変化する

■ 埼玉県の事例
※マル長10,000円で、更生医療自己負担上限額5,000円の場合

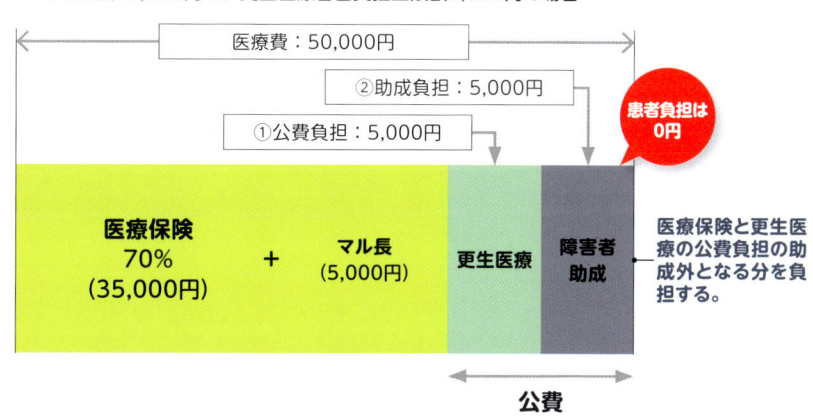

医療費：50,000円

②助成負担：5,000円

①公費負担：5,000円

患者負担は 0円

| 医療保険 70% (35,000円) | ＋ | マル長 (5,000円) | 更生医療 | 障害者 助成 |

医療保険と更生医療の公費負担の助成外となる分を負担する。

公費

■ 埼玉県の事例（更生医療の対象ではない場合）

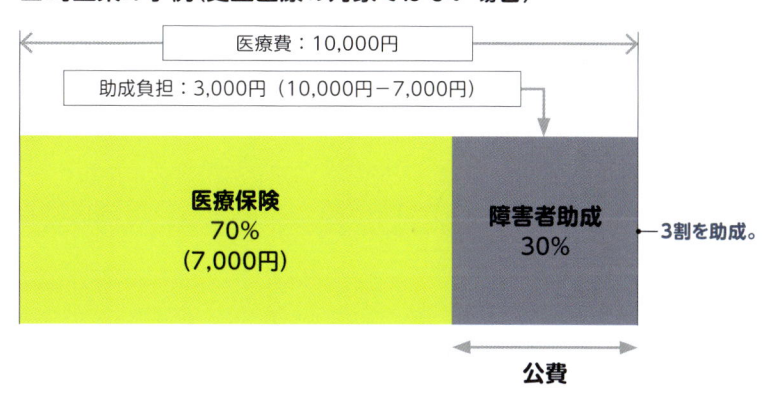

医療費：10,000円

助成負担：3,000円（10,000円－7,000円）

| 医療保険 70% (7,000円) | 障害者助成 30% |

3割を助成。

公費

＼ 窓口で伝えること ／

● 医療保険（マル長）と更生医療の受給者証、障害者助成の医療証を確認します。

● 更生医療の対象となる診察でない場合でも、医療保険（マル長）と障害者助成によって自己負担0円になるケースが多いことを覚えておきましょう。

受給者証の不備

所得区分欄が空欄で、自己負担上限額がわからない患者が来院した

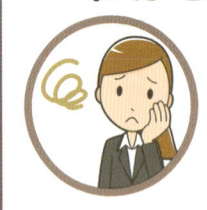

エプスタイン病を患い、難病法に基づく公費負担医療制度を利用する患者が来院したのですが、受給者証の適用区分欄が空欄でした。全額を公費に請求するということなのでしょうか?

事例の状況

■ 難病法に基づく特定医療費の自己負担上限額

階層区分	新規患者		
	一般	高額かつ長期	人工呼吸器等装着者
生活保護	0円	0円	0円
低所得I	2,500円	2,500円	1,000円
低所得II	5,000円	5,000円	1,000円
一般所得I	10,000円	5,000円	1,000円
一般所得II	20,000円	10,000円	1,000円
上位所得	30,000円	20,000円	
入院時の食費	食事(生活)療養標準負担額を自己負担		

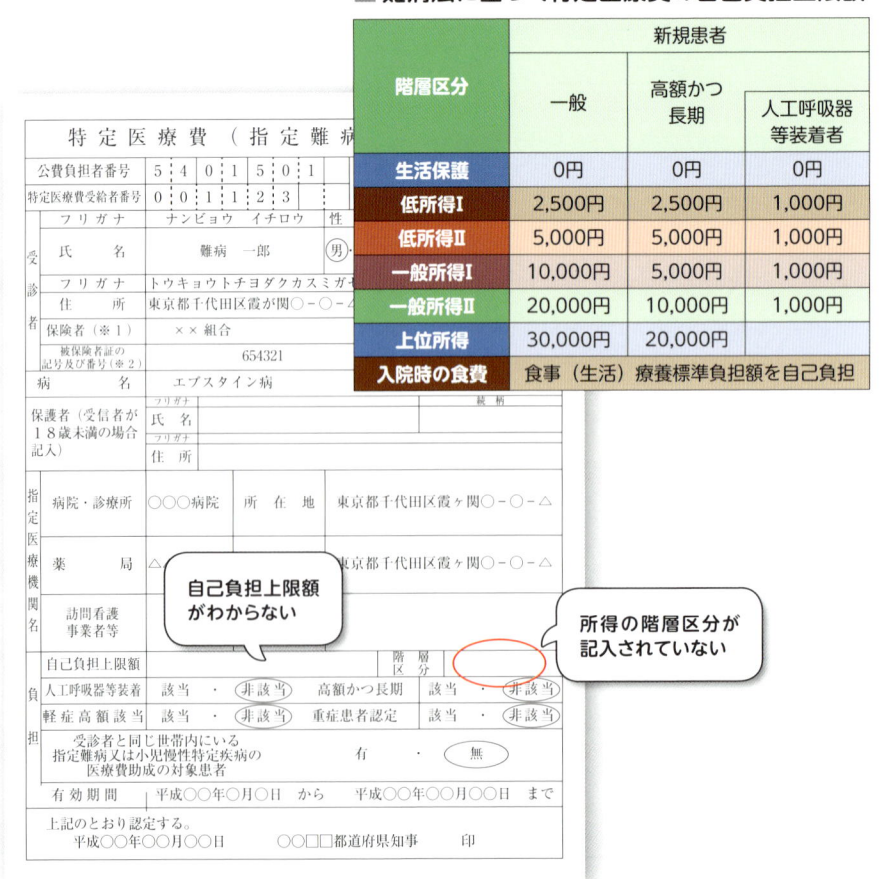

自治体の担当窓口へ確認を

公費負担医療制度の受給者証には、公費負担者番号と受給者番号、疾患名、自己負担上限額などのほかに、適用区分も記載されています。適用区分とは、自己負担上限額を定める患者や世帯の所得に応じた区分です。

受給者証の交付までに医療保険の保険者からの情報が確認できなかった場合などは、適用区分欄が空欄または※印が記載されています。

その場合、70歳未満の患者については、
「80,100円＋（医療費－267,000円）×1％」の計算式で自己負担の上限額を算出します。

70歳以上（一般）の外来は、18,000円が自己負担の上限額となります。

保険者からの所得区分の連絡があり次第、受給者証は早急に差し替えられるので、何カ月も空欄の場合は、自治体の担当窓口へ確認の連絡を入れてもよいでしょう。

解決方法

● 所定の計算式で上限額を算出してください

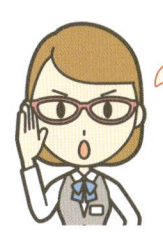

受給者証に所得区分が記入されておらず、自己負担上限額がわからない場合は、下記の計算式で算出し医療費を徴収してください。

■ 70歳未満の患者
80,100円 ＋（医療費 － 267,000円）× 1%
※70歳以上（一般）の外来は、18,000円が自己負担上限額となる。

＼ POINT! ／

正しい受給者証が発行されるまで所定の計算式で会計を行ないます。

● 確認すべきこと

□ 受給者証の不備がないか確認する。

□ 何カ月も空欄のままの受給者証を使用している患者がいた場合、自治体の担当窓口に差し替えがまだであることを確認する。

しっかり押えておきたい公費医療の基礎用語④

■ 公費併用

医療保険との併用や、患者の状況や疾病によって複数の公費負担医療制度を利用するケースもあり、そういった場合を「公費併用」と呼ぶ。医療保険に加え、生活保護の医療扶助と更生医療（法別番号15）とひとり親助成といった組み合わせのように、公費負担医療制度と地方単独医療費助成制度との3者併用などもある。

■ 公費単独

医療保険未加入の生活保護受給者の場合、医療保険との併用がないため「公費単独」となる。医療費の全額を公費で負担する戦傷病者特別援護法（法別番号13・14）、原爆被爆者援護法（法別番号18）、感染症予防法（法別番号28・29）などは「公費優先」である。

■ 透析

公費負担医療制度はさまざまな疾患や症状などを対象としているが、透析患者の利用できる公費がもっとも多い。透析治療の1カ月の医療費は30～50万円と高額であり、患者の経済的負担を軽くするため更生医療（法別番号15）や特定疾病療養受療証（マル長）、障害者医療費助成制度などがある。

■ 指定医療機関

公費負担医療制度が利用できる医療機関のこと。難病（法別番号54）や精神通院医療（法別番号21）などの公費では、十分な医療技術や設備などがあると国が認めた指定医療機関でなければ、疾病の診断や医療サービスを受けられない。公費の利用申し込みの書類には医療機関名を記入して申請する。

■ 所得の階層区分

公費負担医療制度の多くは、患者や世帯の収入に応じて自己負担上限額が設定されており、受給者証の適用区分欄に記載された「所得の階層区分」で確認する。難病（法別番号54）の場合、「生活保護」「低所得I」「低所得II」「一般所得I」「一般所得II」「上位所得」の6区分に分かれている。

■ 公費対象外

生活保護の医療扶助（法別番号12）以外の公費負担医療制度は、対象となる疾患や症状、治療・投薬内容などが法律で定められている。そのため、診察や処方の内容が対象となる疾患などとは無関係だった場合は、その診察は「公費対象外」としてレセプトを作成する。レセプト返戻の原因となりやすいので注意が必要。

指定難病一覧

神経・筋疾患

1	球脊髄性筋萎縮症
2	筋萎縮性側索硬化症
3	脊髄性筋萎縮症
4	原発性側索硬化症
5	進行性核上性麻痺
6	パーキンソン病
7	大脳皮質基底核変性症
8	ハンチントン病
9	神経有棘赤血球症
10	シャルコー・マリー・トゥース病
11	重症筋無力症
12	先天性筋無力症候群
13	多発性硬化症／視神経脊髄炎
14	慢性炎症性脱髄性多発神経炎／多巣性運動ニューロパチー
15	封入体筋炎
16	クロウ・深瀬症候群
17	多系統萎縮症(線条体黒質変性症、オリーブ橋小脳萎縮症、シャイ・ドレーガー症候群を含む。)
18	脊髄小脳変性症(多系統萎縮症を除く。)
22	もやもや病
23	プリオン病 (クロイツフェルト・ヤコブ病、ゲルストマン・ストロイスラー・シャインカー病、致死性家族性不眠症を含む。)
24	亜急性硬化性全脳炎
25	進行性多巣性白質脳症
26	HTLV−1関連脊髄症
27	特発性基底核石灰化症
29	ウルリッヒ病
30	遠位型ミオパチー
31	ベスレムミオパチー
32	自己貪食空胞性ミオパチー
33	シュワルツ・ヤンペル症候群
111	先天性ミオパチー

112	マリネスコ・シェーグレン症候群
113	筋ジストロフィー
114	非ジストロフィー性ミオトニー症候群
115	遺伝性周期性四肢麻痺
116	アトピー性脊髄炎
117	脊髄空洞症
118	脊髄髄膜瘤
119	アイザックス症候群
120	遺伝性ジストニア
121	神経フェリチン症
122	脳表ヘモジデリン沈着症
123	禿頭と変形性脊椎症を伴う常染色体劣性白質脳症
124	皮質下梗塞と白質脳症を伴う常染色体優性脳動脈症（CADASIL）
125	神経軸索スフェロイド形成を伴う遺伝性びまん性白質脳症
126	ペリー症候群
127	前頭側頭葉変性症
128	ビッカースタッフ脳幹脳炎
129	痙攣重積型（二相性）急性脳症
130	先天性無痛無汗症
131	アレキサンダー病
132	先天性核上性球麻痺
133	メビウス症候群
135	アイカルディ症候群
136	片側巨脳症
137	限局性皮質異形成
138	神経細胞移動異常症
139	先天性大脳白質形成不全症
140	ドラベ症候群
141	海馬硬化を伴う内側側頭葉てんかん
142	ミオクロニー欠神てんかん
143	ミオクロニー脱力発作を伴うてんかん
144	レノックス・ガストー症候群

| 145 ウエスト症候群 |
| 146 大田原症候群 |
| 147 早期ミオクロニー脳症 |
| 148 遊走性焦点発作を伴う乳児てんかん |
| 149 片側痙攣・片麻痺・てんかん症候群 |
| 150 環状20番染色体症候群 |
| 151 ラスムッセン脳炎 |
| 152 PCDH19関連症候群 |
| 153 難治頻回部分発作重積型急性脳炎 |
| 154 徐波睡眠期持続性棘徐波を示すてんかん性脳症 |
| 155 ランドウ・クレフナー症候群 |
| 156 レット症候群 |
| 157 スタージ・ウェーバー症候群 |
| 158 結節性硬化症 |
| 159 色素性乾皮症 |
| 177 有馬症候群 |
| 201 アンジェルマン症候群 |
| 307 カナバン病 |
| 308 進行性白質脳症 |
| 309 進行性ミオクローヌスてんかん |
| 320 先天性グリコシルホスファチジルイノシトール（GPI）欠損症 |

代謝系疾患

| 19 ライソゾーム病 |
| 20 副腎白質ジストロフィー |
| 21 ミトコンドリア病 |
| 28 全身性アミロイドーシス |
| 79 家族性高コレステロール血症（ホモ接合体） |
| 169 メンケス病 |
| 171 ウィルソン病 |
| 234 ペルオキシソーム病（副腎白質ジストロフィーを除く。） |
| 240 フェニルケトン尿症 |
| 241 高チロシン血症1型 |

242	高チロシン血症2型
243	高チロシン血症3型
244	メープルシロップ尿症
245	プロピオン酸血症
246	メチルマロン酸血症
247	イソ吉草酸血症
248	グルコーストランスポーター1欠損症
249	グルタル酸血症1型
250	グルタル酸血症2型
251	尿素サイクル異常症
252	リジン尿性蛋白不耐症
253	先天性葉酸吸収不全
254	ポルフィリン症
255	複合カルボキシラーゼ欠損症
256	筋型糖原病
257	肝型糖原病
258	ガラクトース-1-リン酸ウリジルトランスフェラーゼ欠損症
259	レシチンコレステロールアシルトランスフェラーゼ欠損症
260	シトステロール血症
261	タンジール病
262	原発性高カイロミクロン血症
263	脳腱黄色腫症
264	無βリポタンパク血症
265	脂肪萎縮症
316	カルニチン回路異常症
317	三頭酵素欠損症
318	シトリン欠損症
319	セピアプテリン還元酵素(SR)欠損症
321	非ケトーシス型高グリシン血症
322	β―ケトチオラーゼ欠損症
323	芳香族L-アミノ酸脱炭酸酵素欠損症
324	メチルグルタコン酸尿症

| 326 | 大理石骨病 |

皮膚・結合組織疾患

34	神経線維腫症Ⅰ型、Ⅱ型
35	天疱瘡
36	表皮水疱症
37	膿疱性乾癬 (汎発型)
38	スティーヴンス・ジョンソン症候群
39	中毒性表皮壊死症
51	全身性強皮症
52	混合性結合組織病
160	先天性魚鱗癬
161	家族性良性慢性天疱瘡
162	類天疱瘡 (後天性表皮水疱症を含む。)
163	特発性後天性全身性無汗症
166	弾性線維性仮性黄色腫
167	マルファン症候群
168	エーラス・ダンロス症候群
170	オクシピタル・ホーン症候群

免疫系疾患

40	高安動脈炎
41	巨細胞性動脈炎
42	結節性多発動脈炎
43	顕微鏡的多発血管炎
44	多発血管炎性肉芽腫症
45	好酸球性多発血管炎性肉芽腫症
46	悪性関節リウマチ
47	バージャー病
48	原発性抗リン脂質抗体症候群
49	全身性エリテマトーデス
50	皮膚筋炎／多発性筋炎
52	混合性結合組織病
53	シェーグレン症候群

54	成人スチル病
55	再発性多発軟骨炎
56	ベーチェット病
106	クリオピリン関連周期熱症候群
107	全身型若年性特発性関節炎
108	TNF受容体関連周期性症候群
110	ブラウ症候群
266	家族性地中海熱
267	高IgD症候群
268	中條・西村症候群
269	化膿性無菌性関節炎・壊疽性膿皮症・アクネ症候群
288	自己免疫性出血病XIII
300	IgG4関連疾患
306	好酸球性副鼻腔炎
325	遺伝性自己炎症疾患

循環器系疾患

57	特発性拡張型心筋症
58	肥大型心筋症
59	拘束型心筋症
207	総動脈幹遺残症
208	修正大血管転位症
209	完全大血管転位症
210	単心室症
211	左心低形成症候群
212	三尖弁閉鎖症
213	心室中隔欠損を伴わない肺動脈閉鎖症
214	心室中隔欠損を伴う肺動脈閉鎖症
215	ファロー四徴症
216	両大血管右室起始症
217	エプスタイン病
279	巨大静脈奇形(頚部口腔咽頭びまん性病変)
280	巨大動静脈奇形(頚部顔面または四肢病変)

281	クリッペル・トレノネー・ウェーバー症候群
311	先天性三尖弁狭窄症
312	先天性僧帽弁狭窄症
313	先天性肺静脈狭窄症
314	左肺動脈右肺動脈起始症

血液系疾患

60	再生不良性貧血
61	自己免疫性溶血性貧血
62	発作性夜間ヘモグロビン尿症
63	特発性血小板減少性紫斑病
64	血栓性血小板減少性紫斑病
65	原発性免疫不全症候群
282	先天性赤血球形成異常性貧血
283	後天性赤芽球癆
284	ダイアモンド・ブラックファン貧血
285	ファンコニ貧血
286	遺伝性鉄芽球性貧血
327	特発性血栓症（遺伝性血栓性素因によるものに限る。）
331	特発性多中心性キャッスルマン病

腎・泌尿器系疾患

66	IgA腎症
67	多発性嚢胞腎
109	非典型溶血性尿毒症症候群
218	アルポート症候群
219	ギャロウェイ・モワト症候群
220	急速進行性糸球体腎炎
221	抗糸球体基底膜腎炎
222	一次性ネフローゼ症候群
223	一次性膜性増殖性糸球体腎炎
224	紫斑病性腎炎
225	先天性腎性尿崩症
226	間質性膀胱炎（ハンナ型）

| 315 | ネイルパテラ症候群(爪膝蓋骨症候群)／LMX1B関連腎症 |

骨・関節系疾患

68	黄色靱帯骨化症
69	後縦靱帯骨化症
70	広範脊柱管狭窄症
71	特発性大腿骨頭壊死症
172	低ホスファターゼ症
238	ビタミンD抵抗性くる病／骨軟化症
270	慢性再発性多発性骨髄炎
271	強直性脊椎炎
272	進行性骨化性線維異形成症
273	肋骨異常を伴う先天性側弯症
274	骨形成不全症
275	タナトフォリック骨異形成症
276	軟骨無形成症

内分泌系疾患

72	下垂体性ADH分泌異常症
73	下垂体性TSH分泌亢進症
74	下垂体性PRL分泌亢進症
75	クッシング病
76	下垂体性ゴナドトロピン分泌亢進症
77	下垂体性成長ホルモン分泌亢進症
78	下垂体前葉機能低下症
80	甲状腺ホルモン不応症
81	先天性副腎皮質酵素欠損症
82	先天性副腎低形成症
83	アジソン病
233	ウォルフラム症候群
235	副甲状腺機能低下症
236	偽性副甲状腺機能低下症
237	副腎皮質刺激ホルモン不応症
239	ビタミンD依存性くる病／骨軟化症

呼吸器系疾患

84	サルコイドーシス
85	特発性間質性肺炎
86	肺動脈性肺高血圧症
87	肺静脈閉塞症／肺毛細血管腫症
88	慢性血栓塞栓性肺高血圧症
89	リンパ脈管筋腫症
228	閉塞性細気管支炎
229	肺胞蛋白症(自己免疫性又は先天性)
230	肺胞低換気症候群
231	α1-アンチトリプシン欠乏症
277	リンパ管腫症／ゴーハム病
278	巨大リンパ管奇形(頚部顔面病変)
294	先天性横隔膜ヘルニア
330	先天性気管狭窄症／先天性声門下狭窄症

視覚系疾患

90	網膜色素変性症
134	中隔視神経形成異常症／ドモルシア症候群
164	眼皮膚白皮症
301	黄斑ジストロフィー
302	レーベル遺伝性視神経症
303	アッシャー症候群
328	前眼部形成異常
329	無虹彩症

聴覚・平衡機能系疾患

| 190 | 鰓耳腎症候群 |

消化器系疾患

91	バッド・キアリ症候群
92	特発性門脈圧亢進症
93	原発性胆汁性肝硬変
94	原発性硬化性胆管炎

95	自己免疫性肝炎
96	クローン病
97	潰瘍性大腸炎
98	好酸球性消化管疾患
99	慢性特発性偽性腸閉塞症
100	巨大膀胱短小結腸腸管蠕動不全症
101	腸管神経節細胞僅少症
289	クロンカイト・カナダ症候群
290	非特異性多発性小腸潰瘍症
291	ヒルシュスプルング病(全結腸型または小腸型)
292	総排泄腔外反症
293	総排泄腔遺残
295	乳幼児肝巨大血管腫
296	胆道閉鎖症
298	遺伝性膵炎
299	嚢胞性線維症

染色体または遺伝子に変化を伴う症候群

102	ルビンシュタイン・テイビ症候群
103	CFC症候群
104	コステロ症候群
105	チャージ症候群
165	肥厚性皮膚骨膜症
173	VATER症候群
174	那須・ハコラ病
175	ウィーバー症候群
176	コフィン・ローリー症候群
178	モワット・ウィルソン症候群
179	ウィリアムズ症候群
180	ATR-X症候群
181	クルーゾン症候群
182	アペール症候群
183	ファイファー症候群

184	アントレー・ビクスラー症候群
185	コフィン・シリス症候群
186	ロスムンド・トムソン症候群
187	歌舞伎症候群
188	多脾症候群
189	無脾症候群
191	ウェルナー症候群
192	コケイン症候群
193	プラダー・ウィリ症候群
194	ソトス症候群
195	ヌーナン症候群
196	ヤング・シンプソン症候群
197	1p36欠失症候群
198	4p欠失症候群
199	5p欠失症候群
200	第14番染色体父親性ダイソミー症候群
202	スミス・マギニス症候群
203	22p11.2欠失症候群
204	エマヌエル症候群
205	脆弱X症候群関連疾患
206	脆弱X症候群
227	オスラー病
232	カーニー複合
287	エプスタイン症候群
297	アラジール症候群
310	先天異常症候群

耳鼻科系疾患

304	若年発症型両側性感音難聴
305	遅発性内リンパ水腫

精神通院の適用疾患一覧

状態像	病名の例	病状
躁及び抑うつ状態	気分（感情）障害、症状性を含む器質性精神障害、統合失調感情障害など	〔躁状態〕 気分の高揚、被刺激性の亢進、多弁、多動、思考奔逸、誇大的言動など 〔抑うつ状態〕 気分の沈み、精神運動制止、罪業妄想、貧困妄想、心気妄想などの妄想、希死念慮、昏迷状態
幻覚妄想状態	統合失調症、統合失調型障害、妄想性障害、症状性を含む器質性精神病、精神作用物質による精神及び行動の障害など	幻覚、妄想、させられ体験、思考形式の障害など
精神運動興奮及び昏迷の状態	統合失調症、統合失調型障害、妄想性障害、症状性を含む器質性精神病、精神作用物質による精神及び行動の障害など	〔精神運動興奮状態と昏迷状態〕 滅裂思考、思考散乱などの思考障害、拒絶、緘黙などの疎通性の障害、常同行為、衝動行為などの行動の障害
統合失調等残遺状態	統合失調症、統合失調型障害、精神作用物質による精神及び行動の障害等の慢性期あるいは寛解期など	感情鈍麻、意識低下、思路の弛緩、自発語の減少など社会生活能力が病前に比べ、著しく低下した状態が続く

状態像	病名の例	病状
情動及び行動の障害	成人の人格および行動の障害、症状性を含む器質性精神障害、生理的障害及び身体的要因に関連した行動症候群、小児期及び青年期に通常発祥する行動及び情緒の障害、精神遅滞、心理的発達の障害など	〔情動の障害〕 不機嫌、易怒性、爆発性、気分変動など 〔行動の障害〕 暴力、衝動行為、常同行為、多動、食行動の異常、性行動の異常など
不安及び不穏状態	統合失調症、統合失調型障害、妄想性障害、症状性を含む器質性精神病、精神作用物質による精神及び行動の障害、ストレス関連障害、身体表現性障害など	長時間持続する強度の不安あるいは恐怖感を主症状とし、強迫体験、心気症状、不安の身体化及び不安発作などを含む
痙攣及び意識状態	てんかん、症状性を含む器質性精神障害、精神作用物質による精神及び行動の障害、解離性障害など	痙攣や意識消失などのてんかん発作、もうろう状態、解離状態、せん妄などの意識障害
精神作用物質の乱用及び依存	精神作用物質による精神及び行動の障害のうち、精神作用物質の有害な使用、依存症候群、精神病性障害など	幻覚、妄想、思考障害、情動あるいは行動の障害など
知能障害	精神遅滞、認知症	〔情動の障害〕 易怒性、気分変動など 〔行動の障害〕 暴力、衝動行為、食行動異常など

更生医療の適用疾患一覧

障害区分	原因疾患等	医療内容等
視覚障害	角膜混濁	角膜移植術
	白内障	水晶体摘出術
	網膜はく離	網膜はく離閉鎖術
	瞳孔閉鎖	虹彩切除術
聴覚・平衡機能障害	外耳性難聴	形成術
	鼓膜穿孔	穿孔閉鎖術
	内耳性難聴	人工内耳
音声・言語そしゃく機能障害	口蓋裂、兎唇等	形成術
	唇顎口蓋裂	歯科矯正
	外傷性等の発音構語障害	形成術
	精神性ショック等により生じた機能性言語障害	薬物療法、心理療法

障害区分	原因疾患等	医療内容等
肢体不自由	麻痺障害	理学療法、作業療法
	関節拘縮、関節強直	関節授動術、関節形成術、人工関節置換術、義肢装着のため切断端形成術
心臓機能障害	先天性心疾患	心房、心室中隔欠損閉鎖術
	心臓弁膜症	弁置換術
	後天性心疾患	ペースメーカー植込み術
腎機能障害	腎機能全廃	人工透析療法、腎移植術
小腸機能障害	小腸機能全廃	中心静脈栄養法
肝障害	肝臓移植が必要な肝障害	肝臓移植、抗免疫療法
免疫機能障害	HIV感染	抗HIV療法、免疫調整療法

さくいん

【あ行】

【か行】

【さ行】

最低生活費　さいていせいかつひ　　66

産後申請方式　さんごしんせいほうしき　　38

自己負担限度額　じこふたんげんどがく　　34

自己負担上限額　じこふたんじょうげんがく　76、88、104、114、123、178、199

自己負担上限額管理票
じこふたんじょうげんがくかんりひょう　　107、110、115、116、118、129、156

自傷他害　じしょうたがい　　62

市町村国民健康保険　しちょうそんこくみんけんこうほけん　　29

指定医療機関　していいりょうきかん
　48、62、75、82、107、118、120、124、132、137、139、143、156、
　　170、174、177、180、184、186、188、190、200

指定感染症　していかんせんしょう　　58

指定難病　していなんびょう　　76、124、143、166、178、194

児童福祉法　じどうふくしほう　　64、70、192

児童保護措置　じどうほごそち　　70

児童養護施設　じどうようごしせつ　　70、192

支払基金　しはらいききん　　21

社会福祉的医療　しゃかいふくしてきいりょう　　52、64、69

社会保障制度　しゃかいほしょうせいど　　16、32

自由診療　じゆうしんりょう　　22、44

重度障害者に対する助成　じゅうどしょうがいしゃにたいするじょせい　　86

重度心身（体）障害者医療費助成制度
じゅうどしんしん（たい）しょうがいしゃいりょうひじょせいせいど　　94

受益者負担　じゅえきしゃふたん　　16、21

受給者証　じゅきゅうしゃしょう　42、44、48、92、107、110、112、144、199

【は行】

【ま行】

【や行】

【ら行】

●参考文献

『図説 これからはじめる社会保障』植村尚史（日本加除出版）

『すぐに役立つ公費負担医療の実際知識—実例・図解による請求事務マニュアル 2018年版』安藤秀雄、栗林令子（医学通信社）

『平成29年版厚生労働白書 資料編』（厚生労働省）

『公費負担医療等の手引』（全国保険医団体連合会）

『公費負担医療の手引』（東京都医師会）

●参考サイト

厚生労働省
東京都福祉保健局
福岡県
新潟県
大分県
佐賀県

【監修者紹介】

細谷邦夫 （ほそや・くにお）

1968年生まれ。湘南鎌倉病院（現・湘南鎌倉総合病院）入職。総務課、医事課外来・入院係主任を務める。豊橋創造大学短期大学部専任講師、豊橋創造大学客員准教授等を歴任。
現在、有限会社メディカル・サポート・システムズ取締役社長。公益社団法人 日本医業経営コンサルタント協会神奈川県支部副支部長。株式会社メディカスタッフプロモーション取締役。

協力	有限会社メディカル・サポート・システムズ（富岡加代子、森内千代子）
本文デザイン	小口智也（オコデザイン事務所）
本文DTP	伊藤知広（美創）
本文イラスト	田川きのこ、山寺わかな
執筆協力	櫻井忍
編集協力	ロム・インターナショナル
編集担当	原智宏（ナツメ出版企画）

ナツメ社Webサイト
http://www.natsume.co.jp
書籍の最新情報（正誤情報を含む）はナツメ社Webサイトをご覧ください。

医療従事者のためのわかりやすい公費負担の知識

2019 年 6 月 1 日初版発行
2020 年 4 月10日第 2 刷発行

監修者	細谷邦夫
発行者	田村正隆
発行所	株式会社ナツメ社
	東京都千代田区神田神保町 1-52 ナツメ社ビル 1F（〒 101-0051）
	電話　03（3291）1257（代表）　　FAX　03（3291）5761
	振替　00130-1-58661
制　作	ナツメ出版企画株式会社
	東京都千代田区神田神保町 1-52 ナツメ社ビル 3F（〒 101-0051）
	電話　03（3295）3921（代表）
印刷所	ラン印刷社

ISBN978-4-8163-6659-8　　　　　　　　　Printed in Japan